于彦芳 主编

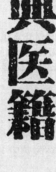

读经典 做临床系列

医案古典医籍精选导读

U0207037

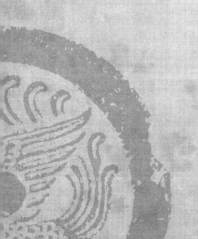

中国健康传媒集团

中国医药科技出版社

内 容 提 要

本书为《读经典 做临床系列》丛书之一。本书精选中医医案古籍中具有较大影响力和特色的《寓意草》《古今医案按》《临证指南医案》《柳选四家医案》原文，并加以导读，介绍各古籍的成书背景、作者简介及学术特点。以期带领读者领略中医医案的风采，通过对古代名医医案的整理研究，继承名医及医家流派独到的学术思想。

本书适合中医药临床、教学、科研人员参考，也可供中医药爱好者参阅。

图书在版编目（CIP）数据

医案古典医籍精选导读／于彦芳主编 . —北京：中国医药科技出版社，2023.6
（读经典 做临床系列）
ISBN 978 - 7 - 5214 - 3957 - 1

Ⅰ. ①医… Ⅱ. ①于… Ⅲ. ①医案 - 汇编 - 中国 Ⅳ. ①R249. 1

中国国家版本馆 CIP 数据核字（2023）第 106559 号

美术编辑 陈君杞
版式设计 南博文化

出版 **中国健康传媒集团**｜中国医药科技出版社
地址 北京市海淀区文慧园北路甲 22 号
邮编 100082
电话 发行：010 - 62227427 邮购：010 - 62236938
网址 www. cmstp. com
规格 710 × 1000mm $^1/_{16}$
印张 15 $^1/_4$
字数 270 千字
版次 2023 年 6 月第 1 版
印次 2023 年 6 月第 1 次印刷
印刷 三河市万龙印装有限公司
经销 全国各地新华书店
书号 ISBN 978 - 7 - 5214 - 3957 - 1
定价 **45. 00 元**

获取新书信息、投稿、为图书纠错，请扫码联系我们。

编 委 会

古籍为中华民族悠久历史文化的宝贵遗产，对其整理和利用，对赓续中华文明血脉、弘扬民族传统精神、增强国家文化软实力、建设社会主义文化强国具有重要意义。中医药学文明古老，历史悠久，流传至今仍具有无限的生命力和巨大的影响力。中医古籍繁若星辰，浩如烟海，蕴含着丰富的古代医家思想及临床治验精髓，是中医药学传承的载体和源泉。

鉴于中医古典医籍存世数量巨大，收录情况散杂，亟待我们去挖掘、整理、提炼、运用，遂至浩瀚医书中精选甄别，编《读经典 做临床系列》20卷，以冀发挥中医古籍的文献与临床价值，以解今人望洋之叹、临证之惑，促进中医古籍文献与临床医学的融会贯通，推动中医药事业的传承发展。

根据中医药学术的发展情况以及医学分科的细化，本丛书精选《素问》《灵枢》《伤寒》《金匮》及温病、诊法、本草、医方、医理、医案、针灸、推拿、养生等相关经典医籍原文，又立足临床，分内科、外科、妇科、骨科、儿科、五官科，共计20册。每册选取古医籍品种不超过5种，爬罗剔抉，或全书点校收录，或选点部分卷次，均保留原书行文及体例，博览约取的同时，尽可能为读者还原古籍原貌，呈现学术发展的源流脉络。同时，每种医籍之前设有导读一篇，从成书背景、作者生平、学术特点等方面系统介绍，提纲挈领，帮助读者把握整体框架，满足个性化需求，提高中医古籍阅读效率，从而激发阅读兴趣，增进品读趣味，走进字里行间，感受古籍魅力。

由衷希望本书的出版，可以助力读者在浩瀚书海中掌舵前行，熟习相关古籍基本知识，汲取学术精华为临床所用，从而改善中医古籍临床运用不足之现象，为中医药学的继承发展推波助澜。疏漏不足之处难免，敬请广大读者批评指正。

中国医药科技出版社

2023年3月

前言

中医经典是中医之本，熟读经典、勤于临床是中医临床人才打牢基础、提高能力之必需。《读经典 做临床系列》丛书根据中医古籍品种分类，精选古籍原文，并加以导读，帮助读者掌握中医最基本和核心的理论与方法，提高学习、领会、研究经典的水准，学会将古人的经验精华应用于现代临床实践。

医案作为中医诊疗资料的一种特殊载体，不仅是单纯医疗记录，更是医家诊病技艺、辨证思路、诊疗经验的体现。本书精选中医医案古籍中具有较大影响力和特色的《寓意草》《古今医案按》《临证指南医案》《柳选四家医案》原文，以期带领读者领略中医医案的风采，通过对名医医案的整理研究，继承名医及医家流派独到的学术思想，是探寻临床诊治规律、提高临床疗效、培养中医人才的有效途径。

编者

2023 年 3 月

目录

寓意草

古今医案按

目 录

临证指南医案

柳选四家医案

寓意草

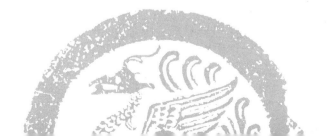

导读

成书背景

《寓意草》是明末清初医家喻昌撰于明崇祯十六年（1643）的中医医案著作。全书不分卷，前有医论二篇，首列"先议病后用药"与"门人定议病式"，强调"先议病后用药"，并制定了议病格式。其后收录以内科杂病为主的疑难病案60余则，病案包括伤寒和杂证两大类。每案记述患者发病情况、症状体征、病情变化和治疗过程，分析病因病机，阐明治法方药，还以设问的方式，讨论其关键和疑难所在。本书选案典型，记述完备，分析精当，辨证准确，善用古方，用药灵活，见解独特，发挥颇多，在医案著作中有相当的影响，对中医学习、研究和临床都有指导意义。

《寓意草》的成书及刊行，实与一位名叫胡卣臣的人关系密切。按照喻昌的说法，胡卣臣首先"参定俚案之近理者，命名《寓意草》"，不仅对"俚案"即喻昌的医案进行了"参定"，而且为其书确定了书名。其次，胡卣臣"捐赀付梓"，是《寓意草》刊行的出资人。最后，胡卣臣又为《寓意草》中多数医案撰写了评按，计60余则，少则数语点睛，多则侃侃而论，多有见地，妙语连珠。

《寓意草》初刊于明崇祯十六年癸未（1643）。这次初刊是得到了胡卣臣的资助，也是《寓意草》最早的单行本。此外，《全国中医图书联合目录》还著录了一种"明末刻本"，可知《寓意草》当有两种明代刻本。入清以后，《寓意草》的流传分为两个系统，一是单行本系统，自清康熙间至民国约有300种不同的本子。除单行本外，《寓意草》还以丛书的形式流传。《喻氏医书三种》辑喻昌所著《医门法律》《尚论篇》和《寓意草》而成，初刊于清顺治十八年辛丑（1661）。应该说，《喻氏医书三种》的辑印，加速了喻昌医书的流传，对喻昌医学史地位的确立也起到了重要作用。综括而言，《寓意草》自其问世至今，其各种版本约在70种左右。众多的版本，不仅说明了《寓意草》的价值，也足以证明了喻昌之学的影响。

作者生平

喻昌（1585—1664），字嘉言，晚号西昌老人。明末清初伤寒学医家。生于江西新建（今南昌市新建区），卒于江苏常熟。与张璐、吴谦一起被誉为清初三大名医。喻嘉言幼年聪敏，先攻举子业，中年曾以副榜贡生入京就读。后因不得志归里，剃度为僧。不久又还俗业医，并周游各地，足迹遍及赣、浙、苏、皖，后定居常熟直至去世。

在学术领域，喻氏敢于修订古典著作中的不足，如提出秋气应燥而非《内经》的"秋伤于湿"，并自拟"清燥救肺汤"以疗燥证，这一见解为后世所赞同，其汤方至今仍为常用方剂。他认为《伤寒论》经王叔和、成无己等人修整后，已有错简及失误，故而重新为之厘定，提出《伤寒论》全书应以太阳经为纲，而该经又应以风防卫、寒伤营、风寒两伤营卫为纲的"三纲鼎立"说。此说虽影响不大，但它开创了《伤寒论》研究的争鸣局面，对明清温病学派的形成，也有一定的影响。他还建议临证时要"先议病后用药"，并制定详细的"议病式"，至今仍是中医常用的病历标准格式。他还借用佛学中的戒律设置，提出临证时每一种病证的"法"（治法）和"律"（禁忌），著成《医门法律》（1658）。其著作还有《尚论篇》（全名《尚论张仲景伤寒论三百九十七法》）。他的门徒较有名的有徐彬、程林等。他所提出的一些独特的诊疗方法如"逆流挽舟法"治疗痢疾等，至今仍有影响。

学术特点

本书强调诊病时辨证论治，主张"先议病后用药"，并制定了"议病式"，故而本书的主要学术特点可大体总结为"先议病后用药"和"议病式"两方面。

1. 先议病后用药

"先议病后用药"是喻氏学术思想的精华，反映了中医学辨证论治思想的特点。喻氏的《寓意草》第一篇指出"先议病后用药"，是朴素的唯物辩证观点，也是中医学辨证论治的精神实质，符合人们认识疾病的过程。先议病，就是把疾病的发生发展和变化搞清楚。如果病情不明，辨证不清，粗心用药，无的放矢，就难免误诊误治，后果不堪设想。后用药，因为药性有"良毒善恶"，药物具有大毒、小毒、常毒和无毒，所以"凡药皆可伤人"。喻氏的用药特色是以病情为依据，否则就会影响效果。喻氏认为，在临床实践中必须"先识病"，才能真正用好药物"良毒善恶"之性能，所以提出"先议病后用药"，是《寓意草》学术思想的重要体现。

2. 议病式

"议病式"就是一份比较完整的病历格式。在治案中喻氏对病因、病情记述较详；辨证剖析明彻、治法稳妥灵活，并以层层设问的方式，阐明治案中的关键和疑难之点，每能给读者以启迪，反映了喻氏重实践、重事实的医疗作风和医疗道德。喻氏所提出"议病式"，在诊病时记录有患者发病年、月、日，年龄，体质，形态，苦乐之情，痛苦之处，过去治疗的经过，以及现在证情、四诊所得、诊断、处方择药、效验等，是临床实践、总结经验、研究病种的宝贵资料，可靠可行。

喻氏善用古方，又有个人的见解和发挥，故本书在医案著作中有相当大的影响。一份完整的医案格式，有助于中医医案的规范化。所录医案以内科杂病为主，多为疑难症治验。医案论证严密，病因病机剖析明确，逻辑性强，治法用药之理阐释详尽。其临床治验多有创见，颇具启发意义，足资借鉴，可作为中医教学和临床工作者的参考书。

自 序

闻之医者意也。一病当前，先以意为运量，后乃经之以法，纬之以方，《内经》所谓微妙在意是也。医孰无意？而浅深籁是，枘凿籁是，径庭籁是，而病机之安危倚伏，莫不籁是。意之凝释，剖判荒茫，顾不危耶？《大学》诚意之功在于格致，而其辨尤严于欺慊之两途。盖以杀机每随于阴幽，而生机恒苞于粹白。庄周曰：天地之道，近在胸臆。万一肺腑能语，升坠可怜。先儒人鬼关之辨精矣。昌谓医事中之欺慊，即众人之人鬼关也。奈何世之业医者，辄艳而称儒。儒之诵读无灵者，辄徙而言医。究竟无主之衷，二三杂揉，医与儒之门两无当也。求其拔类者，长沙一人而已。代有哲人，然比之仙释则寥寥易于指数。岂非以小道自隘，莫溯三氏渊源乎？

夫人生驱光逐景，偶影同游，欣慨交心，况于生死安危，忍怀侥幸！芸芸者物也，何以不格？昭昭者知也，何以不致？惟虚惟无，萌于太素者，意也，何以不诚？格一物即致一知，尚恐逐物求知。乃终日勘病，不知病为何物，而欲望其意之随举随当也，不亦难乎？昌于此道无他长，但自少至老，耳目所及之病，无不静气微心，呼吸与会。始化我身为病身，负影只立，而呻吟愁毒恍忽而来。既化我心为病心，苟见其生，实欲其可。而头骨脑髓捐之不惜。倘病多委折，治少精详，蚤已内照。他病未痊，我身先瘁。渊明所谓斯情无假，以故不能广及。然求诚一念，多于生死轮上寂寂披回。不知者谓昌乃从纸上得之。夫活法在人，岂纸上所能与耶？譬之兵法军机，马上且不能得，况于纸上妄说孙吴。但令此心勤密在先，冥灵之下神挺自颖。迩年先议病后用药，如射者引弓，预定中的之高下，其后不失，亦自可观。何必剜肠涤肺乃称奇特哉？不揣欲遍历名封，大彰其志。不谓一身将老，世态日纷，三年之久，不鸣一邑。幸值谏议卣臣胡老先生建言归里，一切修举，悉从朝廷起见。即昌之一得微长，并蒙格外引契，参定俚案之近理者，命名《寓意草》。捐赀付梓，其意欲使四方周览之士大破成局，同心悯痛，以登斯民于寿域，而为圣天子中兴燮理之一助云。然则小试寓意，岂易易能哉！

时崇祯癸未岁季冬月西昌喻昌嘉言甫识

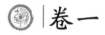 卷一

先议病后用药

从上古以至今时，一代有一代之医。虽神圣贤明，分量不同，然必不能舍规矩准绳，以为方圆平直也。故治病必先识病，识病然后议药。药者，所以胜病者也。识病则千百药中任举一二种，用之且通神。不识病则歧多而用眩。凡药皆可伤人，况于性最偏驳者乎！迩来习医者众，医学愈荒，遂成一议药不议病之世界，其夭枉不可胜悼。或以为杀运使然，不知天道岂好杀恶生耶？每见仕宦家，诊毕即令定方，以示慎重。初不论病从何起，药以何应，致庸师以模棱迎合之术，妄为拟议。迨药之不效，诿于无药。非无药也！可以胜病之药，以不识病情而未敢议用也。厄哉！《灵枢》《素问》《甲乙》《难经》无方之书全不考究，而后来一切有方之书奉为灵宝。如朱丹溪一家之言，其《脉因症治》一书，先论脉，次因，次症，后乃论治，其书即不行。而《心法》一书，群方错杂，则共宗之。又《本草》止述药性之功能，人不加嗜。及缪氏《经疏》兼述药性之过劣，则莫不悬之肘后。不思草木之性亦取其偏，以适人之用，其过劣不必言也。言之而弃置者众矣。曷不将《本草》诸药尽行删抹，独留无过之药五七十种而用之乎？其于《周礼》令医人采毒药以供医事之旨，及历代帝王恐《本草》为未备，而博采增益之意，不大刺谬乎？欲破此惑，无如议病精详。病经议明，则有是病即有是药。病千变药亦千变。且勿论造化生心之妙，即某病之以某药为良、某药为劫者，至是始有定名。若不论病，则药之良毒善恶何从定之哉？可见药性所谓良毒善恶与病体所谓良毒善恶不同也。而不知者必欲执药性为去取，何其陋耶！故昌之议病非得已也。昔人登坛指顾，后效不爽前言。聚米如山，先事已饶硕画。医虽小道，何独不然？昌即不能变俗，实欲借此榜样阐发病机，其能用不能用何计焉？

胡卣臣先生曰：先议病后用药，真《金匮》未抽之论。多将熇熇，不可救药，是能议病者。若药不瞑眩，厥疾不瘳，是能用药者。

与门人定议病式

某年、某月、某地、某人，年纪若干，形之肥瘦长短若何？色之黑白枯润若何？声之清浊长短若何？人之形志苦乐若何？病始何日？初服何药？次后再服何药？某药稍效，某药不效？时下昼夜孰重？寒热孰多？饮食喜恶多寡？二便滑涩有无？脉之三部九候何候独异？二十四脉中何脉独见，何脉兼见？其症或内伤，或外感，或兼内外，或不内外，依经断为何病？其标本先后何在？汗、吐、下、和、寒、温、补、泻何施？其药宜用七方中何方？十剂中何剂？五气中何气？五味中何味？以何汤名为加减和合？其效验定于何时？一一详明，务令纤毫不爽，起众信从，允为医门矜式，不必演文可也。

某年者，年上之干支，治病先明运气也。某月者，治病必本四时也。某地者，辨高卑、燥湿、五方异宜也。某龄、某形、某声、某气者，用之合脉，图万全也。形志苦乐者，验七情劳逸也。始于何日者，察久近传变也。历问病症药物验否者，以之斟酌已见也。昼夜寒热者，辨气分血分也。饮食二便者，察肠胃乖和也。三部九候何候独异，推十二经脉受病之所也。二十四脉见何脉者，审阴阳表里无差忒也。依经断为何病者，名正则言顺，事成如律度也。标本先后何在者，识轻重次第也。汗、吐、下、和、寒、温、补、泻何施者，求一定不差之法也。七方大、小、缓、急、奇、偶、复，乃药之制，不敢滥也。十剂宣、通、补、泄、轻、重、滑、涩、燥、湿，乃药之宜，不敢泛也。五气中何气，五味中何味者，用药最上之法，寒、热、温、凉、平，合之酸、辛、甘、苦、咸也。引汤名为加减者，循古不自用也。刻效于何时者，逐款辨之不差，以病之新久、五行定痊期也。若是，则医案之在人者工拙自定，积之数十年，治千万人而不爽也。

胡卣臣先生曰：如此条理始终，然智圣之事已备。

金道宾后案

金道宾前案，次年始见而问治焉，今再伸治法。夫道宾之病，真阳上脱之病也。真阳者，父母构精时一点真气结为露水小珠而成胎之本也。故胎在母腹先结两岐，即两肾也。肾为水脏而真阳居于其中，在《易》坎中之阳为真阳，即此义也。真阳既以肾为窟宅，而潜伏水中，凝然不动，嘿与一身相管摄，是以足供百年之用。〔批〕一语道出本来面目。惟夫纵欲无度，肾水日竭，真阳之面目始露。夫阳者，亲上者也。至于露则魄汗淋漓，目中有光，面如渥丹，其飞扬屑越，孰从把握之哉！〔批〕把笔神来。所为神魂飘荡，三年未有宁宇也。故每岁至冬而发，至春转剧。盖无以为冬水收藏之本，无以为春木发生之基。以故腰脊牵强，督脉缩而不舒，且眩掉动摇有风之象，总由自伐其生生之根耳。夫生长化收藏之运，有一不称其职，便为不治之症。今奉藏者少，奉生者更少，为不治无疑矣。而仆断为可治者，以有法治之也。且再经寒暑，阴阳有渐入之机。而验之人事，三年间如处绝域，居围城，莫必旦夕之命，得于惩创者必深，夫是以知其可治也。初以煎剂治之，剂中兼用三法：一者以涩固脱，一者以重治怯，一者以补理虚。缘真阳散越于外，如求亡子不得不多方图之。服之果获大效。于是为外迎之法以导之，更进而治其本焉。治本一法，实有鬼神不觑之机，未可以言语形容者，姑以格物之理明之。畜鱼千头者，必置介类于池中，不则其鱼乘雷雨而冉冉腾散。盖鱼虽潜物，而性乐于动，以介类沉重下伏之物而引鱼之潜伏不动。同气相求，理通玄奥也。故治真阳之飞腾屑越，不以鼋鳖之类引之下伏，不能也。〔批〕会开天辟地之理，以言医安得不为人造命。此义直与奠玄圭而告平成，施八索以维地脉，同符合撰。前案中所谓断鳌立极，蚤已言之矣。然此法不可渎也，渎则鱼乱于下矣。其次用半引半收之法，又其次用大封大固之法。封固之法，世虽无传，先贤多有解其旨者。观其命方之名，有云三才封髓丸者，有云金锁正元丹者。封锁真阳，不使外越，意自显然，先得我心之同矣。前江鼎翁公祖案中，盏中加油则灯愈明、炉中覆灰则火不息之说，亦蚤已言之矣。诚使真阳复返其宅，而凝然与真阴相恋，然后清明在躬，百年常保无患。然道宾之病，始于溺情，今虽小愈，倘无以大夺其情，势必为情所坏。惟是积精以自刚，积气以自卫，积神以自王，再加千日之把持，庶乎参天之干，非斧斤所能骤伤者。若以其时之久而难于需耐也，彼立功异域，啮雪虏庭，白首始得生还者，夫独非人也欤哉！〔批〕天德鼓壮，即魔登女闻之亦当袯袡退舍矣。前案中以绝欲二年为丈夫行可收桑榆者，亦蚤已言之矣。今以药石生之，更不得不以苦言继之。仆不自度量，辄以一苇障狂澜也，其能乎否耶？

胡卤臣先生曰：妙理微机，一经抽发，真有一弹而三日乐，一徽而终日悲者。

辨徐国祯伤寒疑难急症治验

徐国祯，伤寒六七日，身热，目赤，索水到前，复置不饮，异常大躁，将门牖洞启，身卧地上，展转不快，更求入井。一医汹汹，急以承气与服。余诊其脉，洪大无伦，重按无力。谓曰：此用人参、附子、干姜之症，奈何认为下症耶？医曰：身热，目赤，有余之邪，躁急若此，再以人参、附子、干姜服之，逾垣上屋矣。余曰：阳欲暴脱，外显假热，内有真寒，以姜、附投之，尚恐不胜回阳之任，况敢纯阴之药重劫其阳乎？观其得水不欲咽，情已大露，岂水尚不欲咽而反可咽大黄、芒硝乎？天气燠蒸，必有大雨。此症顷刻一身大汗，不可救矣。且既认大热为阳症，则下之必成结胸，更可虑也。惟用姜、附，所谓补中有发，并可以散邪退热。一举两得，至稳至当之法，何可致疑？吾在此久坐，如有差误，吾任其咎。于是以附子、干姜各五钱，人参三钱，甘草二钱，煎成冷服，服后寒战，戛齿有声，以重绵和头覆之，缩手不肯与诊，阳微之状始著。再与前药一剂，微汗热退而安。

胡卣臣先生曰：雄辩可谓当仁。

治钱仲昭伤寒发癍危症奇验

钱仲昭，患时气外感，三五日发热头疼，服表汗药，疼止，热不清，口干，唇裂，因而下之。遍身红癍，神昏谵语，食饮不入，大便复秘，小便热赤，脉见紧小而急。谓曰：此症全因误治。阳明胃经表里不清，邪热在内，如火燎原，津液尽干，以故神昏谵妄。若癍转紫黑，即刻死矣。目今本是难救，但其面色不枯，声音尚朗。乃平日保养，肾水有余，如旱田之侧有下泉未竭。故神虽昏乱而小水仍通，乃阴气未绝之征，尚可治之。不用表里，单单只一和法。取七方中小方而气味甘寒者用之准如神，白虎汤一方足以疗此。盖中州元气已离，大剂、急剂、复剂俱不敢用，而虚热内炽，必甘寒气味方可和之耳。但方虽宜小，而服药则宜频，如饥人本欲得食，不得不渐渐与之。必一昼夜频进五七剂，为浸灌之法，庶几邪热以渐而解，元气以渐而生也。若小其剂，复旷其日，纵用药得当，亦无及矣。如法治之，更一昼夜而病者热退神清，脉和食进，其癍自化。

胡卣臣先生曰：病与药所以然之地，森森警发。

治伤寒坏症两腰偻废奇验

张令施乃弟，伤寒坏症，两腰偻废卧床，彻夜痛叫，百治不效，求诊于余。其脉亦平顺无患，其痛则比前大减。余曰：病非死症，但恐成废人矣。此症之可以转移处，全在痛如刀刺，尚有邪正互争之象。若全然不痛，则邪正混为一家，相安于无事矣。今痛觉大减，实有可虑，宜速治之。病者曰：此身既废，命安从活？不如速死。余矍额，欲为救全而无治法。谛思良久，谓热邪深入两腰，血脉久闭不能复出，止有攻散一法。而邪入既久，正气全虚，攻之必不应。乃以桃仁承气汤多加肉桂、附子，二大剂与服。服后即能强起，再仿前意为丸，服至旬余，全安。此非昔人之已试，乃一时之权宜也。然有自来矣。仲景于结胸证有附子泻心汤一法，原是附子与大黄同用，但在上之症气多，故以此法泻心。然则在下之症血多，独不可仿其意而合桃仁、肉桂以散腰间之血结乎！后江古生乃弟伤寒，两腰偻废痛楚，不劳思索，径用此法，二剂而愈。

胡卣臣先生曰：金针虽度，要解铸古熔今，始能下手。

卷二

辨痢疾种种受症不同随症治验

胡太夫人，偶然肚腹不宁，泻下数行。医以痢疾药治之，其利转多。更引通因通用之法，用九蒸大黄丸三钱下之，遂扰动胃气，胀痛，全不思食，有似闭痢状。余诊之，见六脉皆沉而伏，应指模糊。亟曰：此非痢疾之症，乃误治之症也。今但安其胃，不必治痢而痢自止，不必治胀痛而胀痛自止。于是以四君子汤为主治，少加姜、蔻暖胃之药，用之二剂，痢果不作。但苦胃中胀痛不安，必欲加入行气之药，以冀胀消痛止而速得进食。余固争曰：宁可缓于食，不可急于药。盖以前因误治引动胃气作楚，如治乱民，惟有安之之法。〔批〕引证具有关系，非泛泛者。若再加行气，则胀痛必无纪极。坚持前说，即用橘皮和中，亦须炒而又炒，绝不惹动其气。凡五日，未得大便，亦不惹动其便，听其缓缓痛止胀消，食进便利，共七日全安。浑不见药之功，其实为无功之功也。噫！今之随主见而图可喜之功者，即生出事端，亦谓病之所有，非医之所造。谁悬明鉴而令丝毫莫遁耶？此所以成时医之世界也。

张仲仪，初得痢疾三五行，即请往诊，行动如常，然得内伤之脉而夹少阴之邪。余诊毕，即议云：此症仍宜一表一里。但表药中多用人参，里药中多用附子，方可无患。〔批〕燃犀而焰，怪物毕见真形。若用痢疾门诸药，必危之道也。仲仪以平日深信，径取前药不疑，然疾势尚未著也。及日西忽发大热，身重如巨石，头在枕上，两人始能扶动，人事沉困。举家惶乱，忙忙服完表里二剂。次早诊时，即能起身出房，再与参附药二剂全安。若不辨症用药，痢疾门中几曾有此等治法乎？况于疾未著而早见乎？

周信川，年七十三岁，平素体坚，不觉其老。秋月病痢，久而不愈。至冬月成休息痢，一昼夜十余行，面目浮肿，肌肤晦黑，求治于余。诊其脉沉数有力。谓曰：此阳邪陷入于阴之症也。吾以法治之尚可痊愈。明日吾自袖药来面治。于是以人参败毒散本方煎好，用厚被围椅上坐定，置火其下。〔批〕用法处匠心独创，至当不易。更以布条卷成鹅蛋状，置椅褥上殿定肛门，使内气不得下走。然后以前药滚热与服，良久又进前药，遂觉皮间有津津微润。再溉以滚汤，教令努力忍便，不得移身。如此约二时之久，皮间津润总未干。病者心躁畏热，忍不可忍。始令连被卧于床上，是晚止下痢二次。已后改用补中益气汤，一昼夜止下三次，不旬日而全愈。盖内陷之邪，欲提之转从表出，不以急流挽舟之法施之，其趋下之势何所底哉！〔批〕说得朗彻自喜。闻王星宰世兄患久痢，诸药不效。苏郡老医进以人参败毒散，其势差减，大有生机。但少此一段斡旋之法，竟无成功。故凡遇阳邪陷入阴分，如久疟久痢久热等症，皆当识此意，使其缓缓久久透出表外，方为合法。若急而速，则恐才出又入，徒伤其正耳。

朱孔阳，年二十五岁，形体清瘦，素享安逸。夏月因构讼奔走日中，暑湿合内郁之火而成痢疾。昼夜一二百次，不能起床，以粗纸铺于褥上，频频易置，但饮水而不进食，其痛甚厉，肛门如火烙，扬手踢足，躁扰无奈。余诊其脉弦紧劲急，不为指挠。谓曰：此症一团毒火蕴结在肠胃之内，其势如焚。救焚须在顷刻，若二三日外，肠胃朽腐矣。于是以大黄四两，黄连、甘草各二两，入大砂锅内煎，随滚随服。〔批〕救焚泽槁，总用急法。妙！妙！服下，人事稍宁片刻，少顷仍前躁扰。一昼夜服至二十余碗，大黄俱已煎化，黄连、甘草俱煎至无汁。次日，病者再求前药。余诊毕，见脉势稍柔，知病可愈。但用急法，不用急药，遂改用生地黄、麦门冬各四两，另研生汁。而以天花粉、牡丹皮、赤芍、甘草各一两煎成和汁，大碗咽之。以其来势暴烈，一身津液从之奔竭，待下痢止然后生津养血，则枯槁一时难回。今脉势既减，则火邪俱退，不治痢而痢自止，岂可泥滞润之药而不急用乎！服此药果然下痢尽止，但遗些少气沫耳。第三日思食豆腐浆，第四日略进陈仓米清汁，缓缓调至旬余，方能消谷。亦见胃气之存留一线者，不可少此焦头烂额之客耳。

陈汝明，病痢，发热如蒸，昏沉不食，重不可言。至第三日，危急将绝，方请余诊。其脉数大空虚，尺脉倍加洪盛。谓曰：此两病而凑于一时之症也。内有湿热，与时令外热相合，欲成痢症。〔批〕辨症丝毫必彻，极奇，极平，迥不可及。尚不自觉，又犯房劳，而为骤寒所乘，以故发热，身重，不食，昏沉，皆属少阴肾经外感。少阴受邪，原要下利清白，此因肠中湿热，已蒸成猪肝、鱼脑败浊之形，故色虽变而下利则同也。再用痢疾门药一剂，即刻不救矣。遂忙以麻黄附子细辛汤一剂与之，表散外邪，得汗后热即微减。再以附子理中汤连进二剂，热退身轻能食。改用黄连理中汤丸，服至旬日全安。

叶茂卿幼男，病痢，噤口，发热十余日，呕哕连声不断。诊其关脉上涌而无根，再诊其足脉亦上涌而无根。谓其父曰：此非噤口痢之症，乃胃气将绝之症也。噤口痢者，虚热在胃，壅遏不宣，故觉其饱而不思食，治宜补虚清热两法。此因苦寒之药所伤，不能容食，治惟有颙颙温补一法而已。于是以理中汤连投二剂，不一时痢下十余行，遍地俱污。茂卿恐药不对症，求更方。余曰：吾意在先救胃气之绝，原不治痢。即治痢，人之大小肠盘叠腹中甚远，虽神丹不能遽变其粪。今藉药力催之速下，正为美事，焉可疑之？〔批〕入理深谭，听者未必入耳。遂与前药连服二日，人事大转，思食不哕，痢势亦减。四日后止便糟粕，以补中益气汤调理旬日全安。此可见小儿之痢，纵啖伤胃者多，内有积热者少，尤不宜轻用痢疾门中通套治法也。〔批〕极当。

浦君艺，病痢疾，初起有表邪未散，而误用参术固表使邪气深入。又误服黄连凉解，大黄推荡。治经月余，胃气不运，下利一昼夜百余行。一夕呕出从前黄连药汁三五碗，呕至二三次后，胃与肠遂打为一家，内中幽门、阑门洞开无阻，不但粥饮直出，即人参浓膏才吞入喉，已泪泪从肠奔下。危急之中，诸昆玉及内戚俱探余曰：此症可无恐乎？余曰：在此用药，便有可恃。吾岂不知病势之危，但无别人可任。姑以静镇之，而殚力以报知己耳。〔批〕古佛。于是以大剂四君子汤煎，调赤石脂、禹余粮二末，连连与服。服后其下痢之势少衰，但腹中痛不可忍。君艺曰：前此下痢虽多，然尚不痛。服此药而痛增，未可再服矣。余曰：此正所谓通则不痛、痛则不通之说也。不痛则危，痛则安，何乐而不痛耶！仍以前药再进，俟势已大减，才用四君子倍茯苓，十余剂全安。

胡卣臣先生曰：闭门造车，出而合辙。使郡邑医学中仿此议病，先衡量所造高下，然后用之则可矣。

面议少司马李萍槎先生误治宜用急疗之法

老先生玉体清瘦，澹泊宁静以御神，病邪无从窃入。虽食饮素约，然三日始一更衣，出孔比入孔尤约。故精神有余，足以虑周当世而中外倚毗壮猷也。偶因大便后寒热，发作有时，颇似外感，其实内伤，非感也。缘素艰大便，弩挣伤气，故便出则阴乘于阳而寒。顷之稍定，则阳复胜阴而热也。若果外感之寒热，何必大便后始然耶？此时但宜以和平之剂治内伤，辅养元气为上。加入外感药，驱导兼行，必致内伤转增。奈何先生方欲治肠中之燥，医家又欲除内蕴之湿，不思肠燥为相安之恒，可以不治。即治之，不过润肠生血，亦无不可。

若乃见为湿热，而用滑利之药以驱之，则误甚矣。盖瘦人身中以湿为宝，有湿则润，无湿则燥。今指燥为湿，是指火为水也。且膀胱者水道也。大肠者谷道也。以三日一便之肠误用滑药，转致澼出无度，犹不悔悟，每一大遗，辄矜祛湿之力，世间岂有湿从谷道而出之理哉！不过因主人暂快大肠之润而谬饰其词耳！讵知沧海不足以实漏卮而元气日削乎！始之阴阳交胜者，渐至交离，而阴从泻伤，阳从汗伤。两寸脉浮而空，阳气越于上。关尺脉微而细，阴气越于下。不相维附，势趋不返矣！然汗出尚有时，而下利则无时。究竟阴阳之气两竭于下，便出急如箭，肛门热如烙。此时尚以滑石、木通、猪苓、泽泻等分利小水以止泄，不知阴虚自致泉竭，小便从何得来？止令数十年大肠之积蓄尽空，仰给于胃脘，食入毋俟停留，已掣柄而挹之下注。〔批〕焆乘明珠。久久胃不能给，遂将肠中自有之垢暗行驱下，其臭甚腥，色白如脓。垢尽而肠气亦不留，只是周身元气至宝坐耗于空虚之府。非不服人参大补，然药力入胃则肠空，入肠则胃空，便出则肠胃俱空，由是下空则上壅，胸膈不舒，喉间顽痰窒塞，口燥咽干，彻夜不寐。一切食物惟味薄质轻者胃中始爱而受之。此时尚图养血安神，调脾祛痰，旷日缓治，其不达时宜也甚矣。〔批〕真识巨力，谠论忠谋。夫宣房瓠子之决，天子公卿咸轻掷金马璧鸡奠之，以策群力而襄底定，请以朝廷破格之法而通于医药，可乎？草野罔识忌讳，或者可与图功耳。

附药议

方用人参、白术、甘草、山茱萸、五味子、宣木瓜、白芍药、升麻、赤石脂、禹余粮。

人参、白术、茯苓、甘草为四君子汤，理脾胃之正药也。而不用茯苓者，以其淡渗，恐伤阴也。而用山茱萸以收肝气之散，五味子以收肾气之散，宣木瓜以收胃气之散，白芍药以收脾气及脏气之散。合之参、术之补，甘草之缓，升麻之升，阴阳两和。俾元气上者下而下者上，团聚于中不散。斯脉不至上盛，腹不至雷鸣，汗不至淋漓，肛不至火热。食饮自加，便泄自止。是收气之散为吃紧关头，故取四味重复，借其颛力。至于用涩以固脱，药味多般不同，此用余粮、石脂者，取其颛固下焦之脱也。况肠胃之空，非二味不填，肠垢已去，非二味不复。其黏着之性，所谓下焦有病人难会，须用余粮、赤石脂者，以是故也。又况误以石之滑者伤之，必以石之涩者救之，尤有同气相求之义耶！所以必用大剂药料煎浓膏，调二末服下。恐药力清薄，不遂其留恋，故以啜粥之法用之，取其久停。又以饮醇之法用之，取其缓入，非谓一饮尽剂，强以所难也。〔批〕寻常一方有如是深心，不识者无怪。然一经疏明，则式金式玉识沁心彻髓矣。乃尚不见信由俗尚久锢即破格救之不转也。但此段精诚千古不泯，九京可作，能无忾然叹息乎！先生弗解其意，见药剂过重，谓为难用。医者见二味涩药，又从旁破为不可用。不知十剂中涩居其一，如七曜经天，何可少一曜耶！且石脂不过土之赤者也。余粮不过土之外刚内柔者也。中州土病而引土为治。尚谓不宜，则诸草木之根荄更无取矣。东海西海，天下后世，有明者出焉。理自相同，光自不掩，必求行其所知，则贱者售而病乃殆矣。谓之何哉？

先生闻名而请，极其敬重。及见议病方，反多疑意。不才即于方末慨叹数语，飘然而别。次日，先生语戚友云：昨之论辨甚明，但石脂、余粮生平未曾服过，即娄中医者亦未曾用过，只得附未达不敢尝之义。华天御孝廉荐治陈彦质之病，比先生更重几倍，用石脂、余粮而收成功。其案具存，可覆阅也。其后往郡迎医，用补剂稍效。然不善于补，转致夜间健食，脾气泄露无余。肛门火烙，阳气下陷，久而不升，遂成臀痈，竟付外科治疗。吁嗟！先生独何不身事视国也哉！

胡卣臣先生曰：萍槎司马扬历中外，清刚晓练，今之显允方叔也。从津门归，朝命再下，倚任方殷，司马淹留抱病，竟至不起。使用嘉言之言，即以疆场死，不犹愈易箦家臣之手耶？

面议陈彦质临危之症有五可治

陈彦质，患肠风下血，近三十年。体肥身健，零星去血，旋亦生长，不为害也。旧冬忽然下血数斗。盖谋虑忧郁，过伤肝脾。肝主血，脾统血，血无主统，故出之暴耳。彼时即宜大补急固，延至春月，则木旺土衰，脾气益加下溜矣。肝木之风与肠风交煽，血尽而下尘水，水尽而去肠垢，垢尽而吸取胃中所纳之食，汩汩下行，总不停留变化，直出如箭，以致肛门脱出三五寸，无气以收。每以热汤浴之，睁叫托入。顷之去后，其肛复脱。一昼夜下利二十余行，苦不可言。面色浮肿，夭然不泽，唇焦口干，鼻孔黑煤，种种不治，所共睹矣。仆诊其脉，察其症，因为借箸筹之，得五可治焉。若果阴血脱尽，当目盲无所视。今双眸尚炯，是所脱者下焦之阴，而上焦之阴犹存也，一也。若果阳气脱尽，当魄汗淋漓，目前无非鬼像，今汗出不过偶有，而见鬼亦止二次，是所脱者脾中之阳，而他脏之阳犹存也，二也。胃中尚能容谷些少，未显呕吐、哕逆之症，则相连脏腑未至交绝，三也。夜间虽艰于睡，然交睫时亦多，更不见有发热之候，四也。脉已虚软无力，而激之间亦鼓指，是禀受原丰，不易摧朽，五也。〔批〕百死一生之症议出五治之机，虽不知医者见之无不醒跃，非是气化生心，临时岂能辨此及投剂而果获安全。总由认症时已尽底里。今人但知议药，一遇重病即攒眉相向无可奈何，欲透此一关，登天难矣。但脾脏大伤，兼以失治旷日，其气去绝不远耳。经云：阳气者，如天之与日，失其所，则折寿而不彰。今阳气陷入阴中，大股热气从肛门泄出，如火之烙，不但失所已也。所以犹存一线生意者，以他脏中未易动摇，如辅车唇齿，相为倚藉，供其绝乏耳。夫他脏何可恃也？生死大关全于脾中之阳气复与不复定之。阳气微复，则食饮微化，便泄微止，肛门微收。阳气全复，则食饮全化，便泄全止，肛门全收矣。然阴阳两竭之余，偏驳之药既不可用。所藉者必参术之无陂，复气之中即寓生血，始克有济。但人参力未易办，况才入胃中即从肠出，不得不广服以继之，此则存乎自裁耳。于是以人参汤调赤石脂末服之，稍安。次以人参、白术、赤石脂、禹余粮为丸服之，全愈。其后李萍槎先生之病，视此尚轻数倍，乃见石脂、余粮之药骇而不用，奈之何哉！

胡卣臣先生曰： 似此死里求生，谁不乐从？其他拂情处，不无太直，然明道之与行术则径庭矣。

论黄湛侯吐血暴症治验

黄湛侯，素有失血病。一晨起至书房，陡爆一口，倾血一盆，喉间气涌，神思飘荡，壮热如蒸，颈筋粗劲。诊其脉，尺中甚乱。曰：此昨晚大犯房劳，自不用命也。因出验血，见色如太阳之红。其仆云：此血如宰猪后半之血，其来甚远。不识痴人有此确喻。再至寝室，谓曰：少阴之脉萦舌本。少阴者，肾也。今肾中之血汹涌而出，舌本已硬，无法可以救急。因谛思良久，曰：只有一法，不得已用丸药一服，坠安元气。若得气转丹田，尚可缓图。因煎人参浓汤，下黑锡丹三十粒。喉间汩汩有声，渐下入腹，顷之舌柔能言，但声不出。余亟用润下之剂以继前药。遂与阿胶一味重两许，溶化，分三次热服，溉以热汤。半日服尽，身热渐退，颈筋渐消。〔批〕古法于痰气上壅，水药难咽，针灸莫施之症用黑锡丹。如此暴血取巧用之，即以阿胶济之而收神功，真弄丸之技也。进粥与补肾药，连服五日，声出喉清，人事向安。但每日尚出深红之血盏许。因时令大热，遵《内经》热淫血溢，治以咸寒之旨，于补肾药中多加秋石，服之遂愈。

胡卣臣先生曰：此等治法，全在批郄导窾处用意，未许向痴人说梦。

面论姜宜人奇症与交肠不同治法迥异

姜宜人，得奇症，简《本草经疏》治交肠用五苓散之说，以为神秘。余见之辨曰：交肠一症，大小二便易位而出，若交易然。古用五苓治之，专为通前阴而设也。若此症闭在后阴，二便俱从前阴而出，拟之交肠，诚有似是实非者。况交肠乃暴病，骤然而气乱于中。此症乃久病，以渐而血枯于内，有毫厘千里之不同，安得拟之！原夫疾之所始，始于忧思，结而伤脾。脾，统血者也。脾伤则不能统摄而错出下行，有若崩漏，实名脱营。脱营病宜大补急固，乃误认为崩漏，以凉血清火为治则脱出转多。不思天癸已尽，潮汛已绝，万无是病。其年高气弱，无血以实漏厄者，毫不念也。于是胞门子户之血日渐消亡，势不得不借资，不仰给矣。借资于大肠，转将大肠之血运输而渗入胞囊。久之大肠之血亦尽，而大肠之气附血而行者，孤而无主，为拳为块，奔疼涣散，与林木池鱼之殃祸同矣。又如救荒者，剥邻国为立尽之墟所不顾矣！犹未也，仰给于胃脘，转将胃脘之血吸引而渗入胞囊。久之胃脘之血亦尽，下脱之血始无源自止。夫胃脘之血，所以荣周身而灌百脉者，今乃暗归乌有，则苞稂失润而黍离足忧。血尽而止，较之血存而脱又倍远矣！故血尽然后气乱，气乱然后水谷舍故趋新，舍宽趋隘。江汉两渠，并归一路，身中为之大乱。势必大肠之故道复通，乃可拨乱返治。与五苓一方全无干涉。又况水谷由胃入肠，另有幽门泌别清浊。今以渗血之故酿为谷道，是幽门辟为坦径矣。尚可用五苓再辟之乎！又况五苓之劫阴为亡血家所深戒乎！今之见一病，辄有一药横于胸中。与夫执成方奉为灵秘者，大率皆误人者也。若宜人之病，余三指才下，便问曰：病中多哭泣否？婢媪曰：时时泣下。乃知脏燥者多泣。大肠乃废而不用也，交肠云乎哉！今大肠之脉累累而现于指，可虞之时，其来春枣叶生乎？枣叶生而言果验。

胡卣臣先生曰：此等症，他人不能道只字，似此河汉无极而更精切不可移易，为难能矣。

治陆令仪尊堂肺痈奇验

陆令仪尊堂，平日持斋，肠胃素枯，天癸已尽之后，经血犹不止，似有崩漏之意。余鉴姜宜人交肠之流弊，急为治之，久已痊可。值今岁秋月燥金太过，湿虫不生，无人不病咳嗽。而尊堂血虚津枯之体，受伤独猛，胸胁紧胀，上气喘急，卧寐不宁，咳动则大痛，痰中带血而腥，食不易入，声不易出，寒热交作。而申酉二时燥金用事，诸苦倍增。其脉时大时小，时牢时伏，时弦紧。服清肺药，如以勺水沃焦，无裨缓急。诸子彷徨无措，知为危候。余亦明告以肺痈将成，高年难任。于是以葶苈大枣泻肺汤先通其肺气之壅，即觉气稍平，食稍入，痰稍易出，身稍可侧，大有生机。余曰：未也。吾见势来太急，不得已而取快于一时，究竟暂开者易至复闭。迨复闭，则前法不可再用矣。迄今乘其暂开，多方以图。必在六十日后，交冬至节方是愈期。盖身中之燥与时令之燥胶结不解，必俟燥金退气，而肺金乃得太宁耳。令仪昆季极恳颛力治之。此六十间屡危屡安，大率皆用活法斡旋。缘肺病不可用补，而脾虚又不能生肺。肺燥喜于用润，而脾滞又艰于运食。今日脾虚之极，食饮不思，则于清肺药中少加参、术以补脾。明日肺燥之极，热盛咳频，则于清肺药中少加阿胶以润燥。日续一日，扶至立冬之午刻。病者忽自云：内中光景大觉清爽，可得生矣。奇哉！天时之燥去，而肺金之燥遂下传于大肠，五六日不一大便，略一润肠，旋即解散，正以客邪易去耳。至小雪节，康健加餐，倍于曩昔。盖胃中空虚已久，势必加餐，复其水谷容受之常，方为全愈也。令仪昆季咸录微功，而余于此症有遐思焉。语云：宁医十男子，莫医一妇人。乃今宁医十妇人，不医一男子矣！

胡卣臣先生曰：还丹不过九转，举世模之不就，陈诠可袭，活法难通也。

答门人问州守钱希声先生吐血治法

门人问曰：州尊暴病，呕血数升，指尖微冷，喉间窒塞，声不易出。安危之机，关于医药，有用温补人参、阿胶之属者，有用凉血生地、玄参之属者，有用降火黄柏、知母之属者，漫难适从。请吾师确言其理，以开瞽聩。答曰：古今论失血之症，皆混在痰火一门，是以言之不中肯綮。吾试为子详之。夫血病有新久微甚，无不本之于火。然火有阴阳不同，治法因之迥远。州尊虽旧尝失血，不过伤损之类，其原颇轻。今入春以来忽尔呕血数盂，则出之暴矣。经云：暴病非阳则其为火也。即非阳火甚明。阳火者，五行之火，天地间经常可久之物，何暴之有？设其暴也，复可以五行之水折之，不能暴矣。惟夫龙雷之火潜伏阴中，方其未动，不知其为火也。及其一发，暴不可御，以故载阴血而上溢。盖龙雷之性，必阴云四合，然后遂其升腾之势。若天青日朗，则退藏不动矣。故凡用凉血清火之药者，皆以水制火之常法。施之于阴火，未有不转助其虐者也。大法惟宜温补，而温补中之微细曲折要在讲明有素。经曰：少阴之脉萦舌本。谓肾脉萦绕于舌根之间也。又曰：咯血者属肾。明乎阴火发于阴中。其血咯之成块而出，不比咳嗽痨症痰中带血为阳火也。此义从前未有发明，惟汉代张仲景为医中之圣，于伤寒症中垂戒一款云：误发少阴汗，动其经血者，下竭上厥，为难治。后人随文读去，至下竭上厥之理，总置不讲。不知下竭者阴血竭于下也，上厥者阴气逆于上也。盖气与血两相维附，气不得血则散而无统，血不得气则凝而不流。故阴火动而阴气不得不上奔，阴气上奔而阴血不得不从之上溢，阴血上溢则下竭矣。血既上溢，其随血之气散于胸中，不能复返本位，则上厥矣。〔批〕发明下竭上厥之义，直登作者之堂，即古论无此剀切。阴气上逆，不过至颈而止，不能越高巅清阳之位，是以喉间窒塞，心忡，耳鸣，胸膈不舒也。然岂但窒塞不舒已哉？阴气久居于上，势必龙雷之火应之于下，血不尽竭不止也，气不尽厥亦不止也。仲景所以断为难治者，其以是乎？但止曰难治，非谓不治也。仲景不立治法者，以另有《卒病论》十六卷，〔批〕熟读先生诸案，于《卒病论》十六卷，思过半矣。颛论暴病，后世散逸无传耳。吾为子大辟其扃，则以健脾中之阳气为第一义。健脾之阳，一举有三善也：一者脾中之阳气旺，如天青日朗而龙雷潜伏也；一者脾中之阳气旺，而胸中窒塞之阴气如太空不留纤翳也；一者脾中之阳气旺，而饮食运化精微，复生其下竭之血也。况乎地气必先蒸土为湿，然后上升为云。若土燥而不湿，地气于中隔绝矣。天气不常清乎！今方书皆治阳火之法，至龙雷之火徒有其名而无其治。反妄引久嗽成痨、痰中带血之阳症，不敢用健脾增咳为例。不思咯血即有咳嗽，不过气逆上厥之咳，气下则不咳矣。况于原无咳嗽者乎！古方治龙雷之火，每用桂、附引火归元之法。然施于暴血之症，可暂不可常。盖已亏之血恐不能制其悍，而未动之血恐不可滋之扰耳！究而论之，治龙雷之火，全以收藏为主，以秋冬则龙潜雷伏也。〔批〕妙义。用收藏药不效，略用燥烈为向导，以示同气相求之义则可。既已收藏，宁敢漫用燥烈乎！先生宿有损伤失血之病，值此上下交匮，功令森严，人心欲逞，惴惴其不免，是劳伤又益以忧恐。恐则伤肾，而少阴之血无端溢出，与仲景所谓误发少阴汗动其血者，初无少异矣。又况肝主谋虑，性喜疏泄，冬间肾气不藏，久已供肝木之把取。今春令将行，而肝木居青龙之位，震雷之司，乘权用事。是以天时之龙雷未动，身中之龙雷先动，其血已暴涌而出。不识后此春夏十二气龙雷大发之时，将何血以奉之耶？〔批〕龙雷之火昔人不过微引其端，此篇方大畅其旨。夫大病须用大药。〔批〕大药，妙。大药者，天时春夏，而吾心寂然秋冬是也。昔人逃禅二字甚妙，夫禅而名之曰逃，其心境为何如哉？〔批〕逃禅二字说入心境上尤妙。了后遇此病，必以崇土为先，土厚则阴浊不升而血患自息。万物以土为根，元气以土为宅，不可不亟讲矣。

胡卣臣先生曰：今世失血一症甚夥，前后四案，发明无穷奥义，垂诲殷殷。此篇详论阴火原委，尤补千古阙失。

李思萱乃室膈气危病奇验<small>附叶氏妇治验</small>

李思萱室人有孕，冬月感寒，至春而发，初不觉也。连食鸡面鸡子，遂成夹食伤寒，一月才愈。又伤食物，吐泻交作。前后七十日，共反五次，遂成膈症，滴饮不入。延诊时，其脉上涌而乱，重按全无，呕哕连绵不绝，声细如虫鸣，久久方大呕一声。余曰：病者胃中全无水谷，已翻空向外，此不可救之症也。思萱必求良治，以免余憾。余筹画良久，因曰：万不得已，必多用人参。但才入胃中，即从肠出，有日费斗金，不勾西风一浪之譬。奈何？渠曰：尽在十两之内，尚可勉备。余曰：足矣。乃煎人参汤，调赤石脂末，以坠安其翻出之胃。病者气若稍回，少顷大便，气即脱去。凡三日服过人参五两，赤石脂末一斤，俱从大肠泻出。得食仍呕，但不呕药耳。因思必以药之渣滓如糜粥之类与服，方可望其少停胃中，顷之传下，又可望其少停肠中。〔批〕妙在用药不杂而变化多端。于是以人参、陈橘皮二味，剪如芥子大，和粟米同煎作粥。与服半盏，不呕，良久又与半盏。如是再三日，始得胃舍稍安。但大肠之空尚未填实，复以赤石脂末为丸，每用人参汤吞两许。如是再三日，大便亦稀。此三日参橘粥内已加入陈仓米，每进一盏，日进十余次，人事遂大安矣。仍用四君子汤、丸调理，通共用人参九两全愈。然此亦因其胎尚未堕，有一线生气可续，故为此法以续其生耳！不然者，用参虽多，安能回元气于无何有之乡哉！后生一子，小甚，缘母病百日失荫之故。

叶氏妇，亦伤寒将发，误食鸡面鸡子，大热，喘胀。余怜其贫，乘病正传阳明胃经，日间为彼双表去邪，夜间即以酒大黄、玄明粉连下三次，大便凡十六行，胎仍不动，次早即轻安。薄粥将养，数日全愈。此盖乘其一日骤病，元气大旺，尽驱宿物以免缠绵也。设泥有孕而用四物药和合下之，则滞药反为食积树党矣！

胡卣臣先生曰：前治神矣，后治复不减。盖前治明，后治良也。行所明以持危扶颠，藉有天幸者多矣。此嘉言所以昭述其事，亦曰不得已欤！

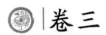 **卷三**

面论徐岳生将成痿痹之症

徐岳生，躯盛气充，昔年因食指微伤见血，以冷水濯之，遂至血凝不散，肿溃出脓血数升，小筋脱出三节，指废不伸。迩来两足间才至秋月便觉畏冷，重绵蔽之，外扪仍热，内揣独觉其寒。近日从踵至膝后筋痛，不便远行。云间老医令服八味丸，深中其意。及仆诊，自云平素脉难摸索，乃肝肺二部反见洪大。大为病进，况在冬月木落金寒时，尤为不宜。方来之势将有不可向迩者，八味丸之桂、附未可轻服也。何也？筋者肝之合也。附筋之血既经食指之挹取存留无几，不能荣养筋脉。加以忿怒，数动肝火，传热于筋，足跗之大筋得热而短，是以牵强不便于行也。然肝之所主者惟肺，木性畏金，禀令拥戴若君主然。故必肺气先清，周身气乃下行。今肺脉大，则肺气又为心主所伤，壅窒不清，是以阳气不能下达而足寒也。然则所患虽微，已犯三逆。平素脉细而今脉大，一逆也。肝脉大而热下传，二逆也。肺脉大而气上壅，三逆也。设误以桂、附治之，热者愈热，壅者愈壅，即日便成痿痹矣。〔批〕直言无隐。此际用药，渊乎，微乎，有寻常不能测识者。盖筋脉短劲，肝气内锢，须亟讲于金伐木荣之道。以金伐木而木反荣，筋反舒，匪深通元造者，其孰能知之？〔批〕重元复造，大骇听闻。然非金气自壅，则木且奉令不暇，何敢内拒！惟金失其刚，转而为柔，是以木失其柔，转而为刚。故治此患，先以清金为第一义也。然清金又先以清胃为第一义。不清其胃，则饮酒焉而热气输于肺矣。厚味焉而浊气输于肺矣。药力几何，能胜清金之任哉！金不清，如大敌在前，主将懦弱，已不能望其成功。〔批〕恺切。况舍清金而更加以助火烁金，倒行逆施以为治耶，必不得之数矣！

翁见药石之言漫无忌讳，反疑为张大其说而莫之信，竟服八味丸。一月后痿痹之情悉著，不幸所言果验。乃卧床一载，必不令仆一见。闻最后阳道尽缩，小水全无，乃肺金之气先绝于上，所以致此。明明言之而竟蹈之，奈何！奈何！

胡卣臣先生曰： 此治痿痹症之《妙法莲华经》也，不当作文字亵视。

论浦君艺喘病症治之法

人身难治之病有百症，喘病其最也。喘病无不本之于肺，然随所伤而互关，渐以造于其极。惟兼三阴之症者为最剧。三阴者，少阴肾、太阴脾、厥阴肝也。而三阴又以少阴肾为最剧。经云：肾病者，善胀，尻以代踵，脊以代头。此喘病兼肾病之形也。又云：劳风发在肺下，巨阳引精者三日，中年者五日，不精者七日。当咳出青黄浓浊之痰如弹子大者，不出者伤肺，伤肺者死也。此喘病兼肾病之情也。故有此症者，首重在节欲，收摄肾气，不使上攻可也。其次则太阴脾、厥阴肝之兼症亦重，勿以饮食忿怒之故重伤肝脾可也。若君艺之喘症，得之于髫幼，非有忿欲之伤，止是形寒饮冷伤其肺耳。然从幼惯生疮疖，疮疖之后复生牙痛。脾中之湿热素多，胃中之壮火素盛，是肺经所以受伤之原，又不止于形寒饮冷也。脾之湿热，胃之壮火，交煽而互蒸，结为浊痰，溢入上窍，久久不散，透开肺膜，结为窠囊。清气入之，浑然不觉。浊气入之，顷刻与浊痰狼狈相依，合为党援。〔批〕《黄庭内景》而后又添病邪内景一案。窒塞关隘，不容呼吸出入，而呼吸正气转触其痰，齁齁有声，头重耳响，胸背骨间有如刀刺，涎涕交作，鼻頞酸辛，若伤风状。正《内经》所谓心肺有病而呼吸为之不利也。必俟肺中所受之浊气解散下行，从前后二阴而去。然后肺中之浓痰咯之始得易出，而渐可相安。及夫浊气复上，则窠囊之痰复动，窒塞仍前复举，乃至寒之亦发，热之亦发，伤酒、伤食亦发，动怒、动欲亦发。所以然者，总由动其浊气耳。浊气本居下体，不易犯入清道，每随火势而上腾。所谓火动则气升者，浊气升也。肾火动则寒气升，脾火动则湿气升，肝火动则风气升也。故以治火为先也。〔批〕运笔处全是一段神。然浊气既随火而升，亦可随火而降，乃凝神入气以静调之。火降而气不降者何耶？则以浊气虽居于下，而肺中之窠囊实其新造之区，可以侨寓其中，转使清气逼处不安。亦若为乱者然。如寇贼依山傍险，蟠据一方，此方之民势必扰乱而从寇也。故虽以治火为先，然治火而不治痰，无益也。治痰而不治窠囊之痰，虽治与不治等也。治痰之法，曰驱、曰导、曰涤、曰化、曰涌、曰理脾、曰降火、曰行气，前人之法不为不详。至于窠囊之痰，如蜂子之穴于房中，如莲实之嵌于蓬内，生长则易，剥落则难。〔批〕奇微。由其外窄中宽，任行驱导涤涌之药，徒伤他脏，此实闭拒而不纳耳。究而言之，岂但窠囊之中痰不易除，即肺叶之外，膜原之间，顽痰胶结多年。

如树之有萝，如屋之有游，如石之有苔，附讬相安，仓卒有难于划伐者。〔批〕理致。古今之为医者夥矣，从无有为此渺论者。仆生平治此症最多，皆以活法而奏全绩。盖肺中浊邪为祟，若牛渚怪物，莫逃吾燃犀之炤者。因是而旷观病机，异哉！肺金以脾土为母，而肺中之浊痰亦以脾中之湿为母。脾性本喜燥恶湿，迫夫湿热久锢，遂至化刚为柔，居间用事。饮食入胃，既以精华输我周身，又以败浊填彼窍隧。始尚交相为养，最后挹此注彼，颛为外邪示岂弟，致使凭城凭社辈得以久遂其奸。如附近流寇之地，益以巨家大族暗为输导，其滋蔓难图也。有由然矣！〔批〕乔九耶？承蜩耶？浑脱舞耶？好看！好看！治法必静以驭气，使三阴之火不上升，以嘿杜外援。又必严以驭脾，使太阴之权有独伸而不假敌饩。我实彼虚，我坚彼瑕，批瑕捣虚，迅不掩耳，不崇朝而扫清秽浊。乃广服大药，以安和五脏，培养肺气。肺金之气一清，则周身之气翕然从之下降。前此上升浊邪允绝其源，百年之间常保清明在躬矣。此盖行所当然不得不然之法。夫岂涂饰听闻之赘词耶！君艺敦请颛治，果获全瘳。益见仆言非谬矣。

胡卣臣先生曰： 岐黄论道以后，从不见有此精细快彻之谭，应是医门灵宝。

又曰：君艺童年锢疾，非所易瘳。今疾愈而且得子矣。先议后药，功不伟耶！

论杨季蘅风废之症并答门人四问

季蘅翁，禀丰躯伟，望七之龄，神采不衰。近得半身不遂之症，已二年矣。病发左半，口往右喎，昏厥，遗溺。初服参、术颇当，为黠医簧以左半属血不宜补气之说，几致大坏。云间施笠泽以参、附疗之，稍得向安。然概从温补，未尽病情也。诊得脉体软滑中时带劲疾，盖痰与风杂合之证，痰为主，风为标也。又热与寒杂合之症，热为主，寒为标也。平时手冷如冰，故痰动易至于厥。然厥已复苏，苏已呕去其痰，眠食自若。虽冬月亦能耐寒，无取重裀复絮，可知寒为外显之假寒，而热为内蕴之真热。既有内蕴之热，自蒸脾湿为痰，久久阻塞窍隧，而卫气不周，外风易入。加以房帏不节，精气内虚，与风相召，是以杂合而成是症耳。及今大理右半脾胃之气，以运出左半之热痰虚风。此其间有微细曲折，非只温补一端所能尽者，何也？治杂合之病，必须用杂合之药，而随时令以尽无穷之变。即如冬月严寒用事，身内之热为外寒所束，不得从皮肤外泄，势必深入筋骨为害矣。故用姜、附以暂撤外寒，而内热反得宣泄。若时令之热与内蕴之热相合，复助以姜、附，三热交煽，有灼筋腐肉而已。孰是用药之权衡可以一端尽耶？或者曰：左半风废，而察脉辨症指为兼痰兼热似矣。痰者脾湿所生，寄居右畔，是则先宜中右，而何以反中左耶？既已中左，明系左半受病，而何以反治右耶？不知此正病机之最要者。但为丹溪等方书说病在左血多，病在右气多，教人如此认症，因而起后人之执着，至《内经》则无此说也。《内经》但言左右者，阴阳之道路。夫左右既为阴阳往还之道路，何常可偏执哉！况左半虽血为主，非气以统之则不流。右半虽气为主，非血以丽之则易散。故肝胆居左，其气常行于右，脾胃居右，其气常行于左，往来灌注，是以生生不息也。肝木主风，脾湿为痰，风与痰之中人，原不分于左右。但翁恃其体之健，过捐精血，是以八八天癸已尽之后，左半先亏，而右半饮食所生之痰与皮毛所入之风，以渐积于空虚之府，而骤发始觉耳。风脉劲疾，痰脉软滑。惟劲疾，故病则大筋短缩，即舌筋亦短而謇于言。小筋弛长，故从左而喎于右。从左㖞右，即可知左畔之小筋弛而不张也。若左筋之张，则左㖞矣。凡治一偏之病，法宜从阴引阳，从阳引阴，从左引右，从右引左。盖观树木之偏枯者，将溉其枯者乎？抑溉其未枯者使荣茂，而因以条畅其枯者乎？治法以参、术为君臣，以附子、干姜为佐使，寒月可恃无恐。以参、术为君臣，以羚羊角、柴胡、知母、石膏为佐使，而春夏秋三时可无热病之累。然宜刺手足四末，以泄荣血而通气，恐热痰虚风久而成疬也。

门人问曰：经文：左右者，阴阳之道路。注解以运气之司天在泉而有右间左问为训，遂令观者茫然。今先生贴以"往还"二字，与人极动而生阳，静而生阴，天地生成之数，春秋自然之运，适相符契矣。但不知往于何始，还于何终，可得闻乎？答曰：微哉，问也！天地之道，春气始于左而终于右，秋气始于右而终于左，夏气始于上而终于下，冬气始于下而终于上，人身亦然。经云：欲知其始，先建其母。母者，五脏相承之母也。又曰：五脏以生克而互乘。如右之肺金往左而生肾水克肝木，左之心火往右而生脾土克肺金之类，其往还交织无端。然始于金者，生则终于土，克则终于火。始于火者，生则终于木，克则终于水，此则交织中之次第也。推之十二经，如子时注少阳胆，丑时注厥阴肝之类，亦交织中之次第也。诚建其母推其类，而始终大略睹矣。

又问曰：病机之左右上下，其往还亦有次第乎？答曰：病机往还之次第，不过顺传、逆传两端。顺传者传其所生，乃天地自然之运。如春传夏，夏传长夏，长夏传秋，秋传冬，冬复传春，原不为病，即病亦轻可。逆传者传其所克，病轻者重，重者死矣。如春传长夏，长夏传冬，冬传夏，夏传秋，秋传春，非天地自然之运，故为病也。曰：经言间传者生，七传者死。则间传为顺传、七传为逆传无疑。曰：非也。注《难经》者言间传是顺行隔一位而传，误认病机但从右旋左，不从左旋右，皆由不知左右往还之理，而以讹传讹。〔批〕《难经》错误，分析甚精。试评以肾水间一位传心火，为逆传之贼邪，则无可置喙矣。故间传、七传，俱于逆传中分生死耳。间传者，心病当逆传肺，乃不传肺，而传肺所逆传之肝。肺病当逆传肝，乃不传肝，而传肝所逆传之脾。推之肝病、脾病、肾病皆然。此则脏腑不受克贼，故可生也。七传者，前六传已逆周五脏，第七传重复逆行。如心脏初受病，二传于肺则肺脏伤，三传于肝则肝脏伤，四传脾，五传肾，六传仍归于心。至七传再入于肺，则肺已先伤，重受贼邪，气绝不支矣。所谓一脏不两伤，是以死也。不比伤寒传经之邪，经尽再传，反无害也。《针经》云：善针者，以左治右，以右治左。夫人身之穴，左右同也，乃必互换为治。推之上下，莫不皆然，于往还之机益明矣。

又问曰：半身不遂之病，原有左右之分，岂左右分属之后，病遂一往不返乎？而治之迄无成效者何也？答曰：风与痰之中人，各随所造，初无定体，病成之后，亦非一往不返也。盖有往有复者，天运、人事、病机无不皆然。如风者，四时八方之气从鼻而入，乃天之气也。痰者，五谷百物之味从口而入，脾肾之湿所结，乃地之气也。势本相辽，亦常相兼，全似内伤之与外感，每夹杂而易炫。故风胜者先治其风，痰胜者先治其痰，相等则治风兼治痰，此定法也。《内经》云：风之中人也，先从皮毛而入，次传肌肉，次传筋脉，次传骨髓。故善治者先治皮毛，其次治肌肉。由此观之，乃从右而渐入于左也。皮毛者，右肺主之。肌肉者，右胃主之。筋脉者，左肝主之。骨髓者，左肾主之。从外入者转入转深，故治皮毛，治肌肉，不使其深入也。又曰：湿之中人也，先从足始。此则自下而之上，无分于左右者也。但内风素胜之人偏与外风相召，内湿素胜之人偏与外湿相召。内风之人大块之噫气未动而身已先惕，内湿之人室中之础磉未润而体已先重。是以治病必从其类也。〔批〕曲尽精微。从外入者，以渐而驱之于外。从下上者，以渐而驱之于下。若任其一往不返，安贵其为治乎！

又问曰：从外入者驱而之外，从下上者驱而之下，骤闻令人爽然，不识古法亦有合欤？答曰：此正古人已试之法，但未挈出，则不知作者之意耳。如治风大小续命汤，方中桂、附、苓、术、麻、防等药，表里庞杂，令人见为难用。不知用附、桂者，驱在里之邪也。用苓、术者，驱在中之邪也。而用麻、防等药独多者，正欲使内邪从外而出也。至于病久体虚，风入已深，又有一气微汗之法，一旬微利之法，平调半月十日，又微微驱散，古人原有规则也。至于治痰之规则，不见于方书。如在上者用瓜蒂散、栀豉汤等方，在左者用龙荟丸，在右者用滚痰丸，以及虚人用竹沥达痰丸，沉寒锢冷用三建汤之类，全无奥义。岂得心应手之妙未可传之纸上耶！吾今为子辈传之。盖五味入口而藏于胃，胃为水谷之海，五脏六腑之总司。人之食饮太过而结为痰涎者，每随脾之健运而渗灌于经隧，其间往返之机如海潮然，脾气行则潮去，脾气止则潮回。所以治沉锢之法，但取辛热微动寒凝，已后止而不用，恐痰得热而妄行，为害不浅也。不但痰得热而妄行，即脾得热而亦过动不息，如潮之有去无回，其痰病之决裂，可胜道哉！从来服峻补之药者，深夜亦欲得食，人皆不知其故，反以能食为庆，曾不思爱惜脾气，令其昼运夜息，乃可有常。况人身之痰，既由胃以流于经隧，则经隧之痰亦必返之于胃，然后可从口而上越，从肠而下达。此惟脾气静息之时，其痰可返。〔批〕天花乱坠。故凡有痰症者，早食午食而外，但宜休养。脾气不动，使经隧之痰得以返之于胃，而从胃之气上下，不从脾之气四迄，乃为善也。试观人痰病轻者夜间安卧，次早即能呕出泄出。痰病重者昏迷复醒，反能呕出泄出者，岂非未曾得食，脾气静息，而予痰以出路耶！〔批〕明彻。世之喜用热药峻攻者，能知此乎？噫！天下之服辛热而转能夜食者多矣，肯因俚言而三思否？

胡卣臣先生曰：知之深，故言之详。然皆根据《内经》而非创说，又自有神悟而非袭说。予向者极叹服王宇泰、缪仲淳，直是齐人知管晏耳。

论体盛绝孕治法

一友继室夫人，身体肥盛，经候虽调，从未孕育。令仆定方而施转移化机之药，虽从古医书所未载，然可得言也。盖山之不可葬者五：童、断、过、石、独。纵有明师，无所施其剪裁。以故女之不可孕，如方书所志生禀之殊，非人工所能改移者，可不更论。若夫生禀不殊，但为形躯所累，而嗣孕终不乏者，古今来不知凡几。第夫妇之愚，天然凑合之妙，虽圣神有不能传者，所以方书缺焉未备耳。仆试言之：地之体本重厚，然得天气以苞举之，则生机不息。若重阴沍寒之区，夫日之光不显，则物生实罕。人之体中肌肉丰盛，乃血之荣旺，极为美事。但血旺易至气衰，久而弥觉其偏也。夫气与血两相维附，何以偏衰偏旺耶？盖气为主则血流，血为主则气反不流，非真气之衰也，气不流有似于衰耳。所以一切补气之药皆不可用，而耗气之药反有可施。缘气得补则愈锢，不若耗之以助其流动之势，久而久之，血仍归其统握之中耳。湖阳公主体肥受孕，然不能产也。进诸御医商之，得明者定一伤胎之方，服数十剂，而临产始得顺利，母子俱无灾害。盖肥满之躯，胎处其中，全无空隙，以故伤胎之药止能耗其外之血肉，而不能耗其内之真元也。此用药之妙也。仆仿是意而制方，预为受胎之地，夫岂无术而杜撰乎！然而精诚之感，贯于金石，女之宜男者，先平其心，心和则气和，气和则易于流动充满也。其次在节食，仙府清肌，恒存辟谷，宫中细腰，得之忍饥。志壹动气，何事不成耶？而且为斋心积德，以神道之教补药饵之不逮，有不天人叶应者乎！仆于合浦求珠，蓝田种玉之举而乐道之。

胡卣臣先生曰：观此一论，不必问方，而已得其意之所存，破尽寻常窠臼矣。奇创！奇创！

论治伤寒药中宜用人参之法以解世俗之惑

伤寒病有宜用人参入药者，其辨不可不明。盖人受外感之邪，必先发汗以驱之。其发汗时，惟元气大旺者，外邪始乘药势而出。若元气素弱之人，药虽外行，气从中馁，轻者半出不出，留连为困。重者随元气缩入，发热无休，去生远矣。所以虚弱之体必用人参三五七分入表药中，少助元气以为驱邪之主，使邪气得药一涌而去，全非补养虚弱之意也。即和解药中有人参之大力者居间，外邪遇正，自不争而退舍。设无大力者当之，而邪气足以胜正气，其猛悍纵恣，安肯听命和解耶！故和解中之用人参，不过借之以得其平，亦非偏补一边之意也。而不知者方谓伤寒无补法，邪得补弥炽，断不敢用。岂但伤寒一症，即痘疹初发不敢用，疟痢初发不敢用，中风、中痰、中寒、中暑及痈疽、产后，初时概不敢用，而虚人之遇重病，一切可生之机悉置之不理矣。古今诸方，表汗用五积散、参苏饮、败毒散，和解用小柴胡汤、白虎汤、竹叶石膏汤等方，皆用人参，皆借人参之力领出在内之邪，不使久留，乃得速愈为快，奈何世俗不察耶！独不见感入体虚之人，大热呻吟，数日间烁尽津液，身如枯柴。初非不汗之，汗之热不退。后非不和之下之，和之下之，热亦不退。医者技穷，委身而去。不思《内经》所言汗出不为汗衰者死，三下而不应者死。正谓病人元气已漓，而药不应手耳！夫人得感之初元气未漓也。惟壮热不退，灼干津液，元气始漓。〔批〕辨得精确。愚哉！愚哉！倘起先药中用人参三五七分，领药深入驱邪，即刻热退神清，何致汗下不应耶！况乎古今时势不同，膏粱藜藿异体。李东垣治内伤兼外感者，用补中益气加表药一二味，热服而散外邪，有功千古，姑置不论。止论伤寒专科，从仲景以至于今，明贤方书充栋，无不用人参在内。何为今日医家单单除去人参不用，以阿谀求容，全失一脉相传宗旨。其治体虚病感之人，百无一活。俟阎君对簿日知之，悔无及矣。乃市井不知医者，又交口劝病人不宜服参，日睹男女亲族死亡，曾不悟旁操鄙见害之也。谨剖心沥血相告，且誓之曰：今后有以发表和中药内不宜用人参之言误人者，死入犁耕地狱。盖不当用参而用之杀人者，皆是与黄芪、白术、当归、干姜、肉桂、大附子等药同行温补之误所致。不与羌、独、柴、前、芎、桔、芷、芩、膏、半等药，同行汗、和之法所致也。汗、和药中兼用人参，从古至今不曾伤人性命，安得视为砒鸩刀刃，固执不用耶！最可恨者，千百种药中独归罪人参君主之药，世道人心日趋于疾视长上，其酝酿皆始于此。昌安敢与乱同事而不一呕辨之乎！

附人参败毒散注验

嘉靖己未五六七月间，江南淮北在处患时行瘟热病，沿门阖境，传染相似。用本方倍人参，去前胡、独活，服者尽效，全无过失。万历戊子、己丑年，时疫盛行，凡服本方发表者，无不全活。又云：饥馑兵荒之余，饮食不节，起居不常，致患时气者，宜同此法。

昌按：彼时用方之意，倍加人参者，以瘟气易染之人，体必素虚也。其用柴胡即不用前胡，用羌活即不用独活也，以体虚之人不敢用复药表汗也。饥馑兵荒之余，人已内虚久困，非得人参之力以驱邪，邪必不去，所以服此方者无不全活。今崇祯辛巳、壬午，时疫盛行，道殣相藉。各处医者发汗和中药内惟用人参者，多以活人。更有发癍一症最毒，惟用人参入消癍药内，全活者多。此人人所共见共闻者，而庸愚之执着不破，诚可哀也！又有富贵人，平素全赖参、术补助，及遇感发，尚不知而误用。譬之贼已至家，闭门攻之，反遭凶祸者有之。此则误用人参为温补，不得借之为口实也。

胡卣臣先生曰：将伤寒所以用人参之理反复辨论，即妇人孺子闻之，无不醒然，此立言之善法也。

续篇

详论赵三公令室伤寒危症始末并传诲门人

赵景翁太史，闻昌来虞谭医，一旦先之以驷马。昌心仪其贤，欲敬事而效药笼之用久矣。孟冬末，三公郎令室患伤寒，医药无功，渐至危笃。先日进白虎汤，其势稍缓，次日进人参白虎汤，其势转重。皇皇求医，因而召诊。昌闻其咳声窘迫，诊其脉数无力，壮热不退，肌肤枯涩，沉困不食。语景翁先生曰：此病大难为，惟不肖尚可悉心图成，以报知己。疏方用仲景麻黄杏仁甘草石膏汤四味。先生颇疑麻黄僭汗，因问：钱宗伯公郎服西河柳、犀角而疾瘳，今可用乎？昌曰：论太阳阳明两经合病，其症颇似。但彼病秋热，此病冬寒，安得比而同治！况病中委曲多端，河柳、犀角原非正法，惟仲景麻杏甘石一汤，允为此病天造地设、有一无二之良法。先生韪之。其房中女伴以不省官话，兼未悉昌之生平，争用本地经验名家，乃至服河柳而表终不解，服犀角而里终不解。且引热邪直攻心脏，其颠悖无伦，较胃实谵语更增十倍。医者始辞心偏，不可救药。吁嗟！人心位正中央，皇建有极，而何以忽偏耶？伤寒膀胱蓄血，有如狂一证。其最剧者间一发狂，旋复自定。即心脏最虚，元神飞越者，间有惊狂、卧起不安一症，未闻有心偏之说也。而病者何以得此乎？未几阳反独留，形如烟熏，发直头摇，竟成心绝之候。此段疑案，直若千古不决，孰知有麻杏甘石为持危扶颠之大药也哉！

门人请曰：麻杏甘石汤不过一发表药耳，何以见其能起危困？万一用之罔效，又何以起后学之信从耶！余曰：此渊源一脉，仲景创法于前，吾阐扬于后，如锥入木，如范熔金，所以称为天造地设、有一无二之法。用则必效，确无疑也。盖伤寒一证，虽云传足不传手，其实足经而兼手经者恒多。医者每遇足经六传之病，尚尔分证模糊，至遇兼手十二经之证，鲜不五色无主矣。足经譬西北也，手经譬东南也。道理之近远不同，势自不能以飞渡。然乘衅召邪，阻险割据，岂曰无之！今病家为足太阳膀胱、足阳明胃两经合病，既已难任，更加两经之邪袭入手太阴肺经，所以其重莫支。手太阴肺者，主统一身之气者也。

气通则汗出，气闭则汗壅。从前发汗而不得汗，驯至肌肤枯涩，岂非肺主皮毛，肺气壅闭，津液不通，漫无润泽耶！任用柴胡、葛根、河柳辛凉解肌，如以水投石，有拒无纳，职此故耳。病者为通邑关府王澄川先生之女，孝敬夙成，皎然与女曜争光。澄川先生素患酒齇，诸女禀之。咸苦肺气不清，鼻间窒塞，所以邪易凑入。才病外感，便当蚤为足经传手之虑，通其肺气之壅，俾得汗出邪散，始称哲医。况病为足太阳膀胱、足阳明胃两经合病，则足太阳之邪由背而贯胸，足阳明之邪由胸而彻背。肺为华盖，覆于胸背之上。如钱孝廉素无肺患者，病时尚且咳嗽紧逼，岂居尝肺气不清之体可堪两经之邪交射乎？其用白虎汤，为秋令清肃之药，肺金所喜，故病势稍持。才加人参五分，即转沉重，岂非肺热反伤之左券乎？至于犀角，乃手少阴心经之药，夏月心火亢甚，间有可用。冬月水盛火亏，断非所宜。又况手少阴心经与手太阴肺经膜属相联，以手经而传手经，其事最便。所以才一用之，随领注肺之邪直攻心脏。正如足太阳误用葛根，即领其邪传入阳明之例耳。不然，伤寒之邪过经不解，蕴祟日久，不过袭入厥阴心胞络已耳。岂有直攻心脏之理哉！吾用麻黄发肺邪，杏仁下肺气，石膏清肺热，甘草缓肺急。盖深识仲景制方之妙，颛主足经太阳者，复可通于手经太阴用之，一举而解手足两经之危，游刃空虚，恢恢有余。宁致手复传手而蹈凶祸乎！乃知肺脏连心，正如三辅接壤王畿，误用犀角领邪攻心，无异献门迎贼。天之报施圣君贤女，抑何惨耶！余非乏才无具者，而袖手旁观，不禁言之亲切，有如子规之啼血也已！

古今医案按

导 读

成书背景

《古今医案按》系清代著名医家俞震所纂辑，成书并刊行于清乾隆年间。书凡十卷。按证列目，选辑历代名医医案，上至仓公，下至叶天士共 60 余家，1060 余案。所选医案多出自江氏《名医类案》，对其他医书属立案奇法者，亦间采一二。

俞氏通过加按形式分析各家医案。在按语中，对各家的学术思想，褒贬分明，择善而从。并结合自己的临床经验，析疑解惑，明确指出辨证与施治的关键所在。此外，他亦发挥己见在按语中。

全书加按 530 余条，辨其真伪，别其是非，析其异同，诚补诸按之未逮，为研究前人医案难得的佳著。

该书按证列目，后附俞氏精心评语，论析切当，每多点睛之笔、对后世颇多启发。故本书深得后人推崇，是一部很有影响的医案著作。

作者生平

俞震（1709—?），字东扶，号惺斋，清代浙江嘉善县人，与同邑名医沈尧封为挚友。自幼博览群书，兼工吟咏。俞震少时体弱多病，"十四五岁即患梦遗咯血，二十四岁更剧，忧病畏死，苦不可言"。幸得一友劝阅内典，遂取《楞严经》《六祖坛经》《太上感应篇》《阴骘文》《了凡四训》诸书研读不辍，深有所得，并师从同邑名医金钧，继术术而终医，名过其师，成为一代名家，最后以一部别具一格的医案专著——《古今医案按》留名青史。

学术特点

1. 选案得当，取舍有度

清代著名医家俞震篡辑的《古今医案按》，是继明代江瓘《名医类案》、清代魏之琇《续名医类案》之后的又一部医案学佳作。该书医案来源十分广泛，上可追溯至太仓公淳于意，下则截止于清代名医叶桂。凡古今名医之具有代表性的医案，均在遴选之列。该书特色以评注为主，选案不求面面俱到，但求精当典型；不求数量上取胜，但求评注肯切，示范性强。全书虽仅 10 卷，选案不过 1060 余则，加上附案亦不过 1100 余则。所载的 1100 余首医案当中，取材于明代江瓘《名医类案》者，约占 30% ~ 40%，取材于其他医家著作者，约占 10% ~ 20%。总体医案数量不及《名医类案》的一半，也不及《续名医类案》的五分之一，但其侧重于评注与分析，或一案后加按语，或数案后加按语，对其病机、诊断要点、用药等方面加以评论，起到了很好的启示后学的作用。

2. 案后附按，按语精妙

《古今医案按》是历代诸多医案著作中难得的佳本。俞氏中医经典理论及文化底蕴均十分深厚，对所录医案在原案之后，或援引经典理论，或结合名家经验，或融合自身临证体会等予以按评，其目的在于对所录医案进行全面剖析，使医案更具可读性，以启迪后学，达到触类旁通、举一反三之目的。俞氏言："多读医案，能与医者治法之'巧'。"其按语形式有一则一按、一则多按、数则一按和数则多按等。这些按语多从病因病机、脉象、病证、治法、处方、用药思路及预后等不同侧面进行分析，有的则加入俞氏个人学术观点，或对某一疗法进行总结，或是指出其中的借鉴价值，或予以告诫等，使读者更加容易理解和领悟所录医案，这种系统评按的模式可谓开创了医案点评之先河，在医案编写史上占有举足轻重的地位。

3. 同病异治，择善而从

中医学强调辨证论治。针对同一病症，由于患者体质、地域、季节、病因、舌苔、脉象以及兼证等种种不同，其辨证结果往往各异，治疗方法也不尽相同。因此，中医学讲究"同病异治"。通过对医者治疗同一种疾病的不同验案进行对比分析、归纳总结，便于发现其中蕴含的证治规律，同时，对于医者的诊疗思维和用药特点也会有更为深刻的了解。兹以薛立斋治痢二案进行分析。

《古今医案按》卷三中记载："薛立斋治少宗伯顾东江，停食患痢，腹痛下坠。或用疏导之剂，两足水肿，食少倦怠，烦热作渴，脉洪数，按之微细。以六君子加姜、桂各二钱，吴茱萸、五味子各一钱，煎成冷饮，即睡。觉而诸证顿减，此假热而治以假寒也。立斋又云：先母年八十，仲夏患痢，腹痛，作呕不食，热渴引汤，手按腹痛稍止，脉鼓指而有力，真气虚而邪气实也。急用人参五钱，白术、茯苓各三钱，陈皮、升麻、附子、炙草各一钱。服之睡，觉索食，脉证顿退，再剂而安，此取证不取脉也。凡暴病毋论其脉，当从其证。时石阁老太夫人，其年岁脉证皆同，彼乃专治其痢，遂致不起。"

此二案均为明代医家薛己以温补之法治疗痢疾的典型案例。前案患者虽有"烦热作渴，脉洪数"等"热"象出现，但薛氏据其脉象"按之微细"，治以六君子汤加姜、桂佐以五味子散，热药冷服，药证相对，疗效显著。综观脉证进行分析，薛氏在诊断时使用了"舍证从脉"之法。后案患者为薛氏先母，薛氏据其腹痛喜按，渴饮热汤，直断为脾胃虚寒而以异功散加升麻、附子获效。至于"脉鼓指而有力"，薛氏认为"真气虚而邪气实"，并提出"暴病毋论其脉"。在本案中，薛氏在诊断时又使用了"舍脉从证"之法。或"舍证从脉"，或"舍脉从证"，薛氏在虚寒性疾病的辨识方面经验可谓宏富。至于两案方药相较，同是温补脾胃治痢，前案以六君子汤加姜、桂佐以五味子散，温补之中兼用收涩；后案以异功散加升麻、附子，回阳之力明显增强，此等细微之差别处，读案者需细心体会。

4. 归纳总结，启迪后学

《古今医案按》既是历代名医临床实践的真实写照，又可以反映出作者俞震的临床治疗思想。因此，《古今医案按》既是一部医案的评注专著，又可谓俞氏的治学心得。作者在读案、学案、评案的同时，又对案中潜在的学术思想进行挖掘整理、归纳总结，以期与后学共同分享。比如，俞氏曾在研究叶桂治疗湿病医案的基础上，对叶氏的治湿规律加以总结："今《临证指南》佳案甚多，良足私淑。其除气分之湿，用滑石、白蔻、杏仁、半夏、厚朴、瓜蒌皮为主；有热，则加竹叶、连翘、芦根等。全取轻清之品，走气道以除湿。若湿热甚而舌白目黄，口渴溺赤，用桂枝木、猪苓、泽泻、滑石、茯苓皮、寒水石、生白术、茵陈，此从桂苓甘露饮加减。湿热作痞，神识如蒙，用人参、黄芩、黄连、枳实、生干姜、生白芍，此从泻心汤加减。若脘中阻痛，大便不爽，用豆豉、枳实、川黄连、姜汁、黄芩、半夏。热轻，则去川黄连，加郁金、橘红、薏苡仁、杏仁，此湿伤气痹治法。热甚，则用川黄连、生白术、厚朴、橘白、淡生姜渣、酒煨大黄，水法丸服，此治气阻不爽，治腑宜通法。湿伤脾阳，腹膨，用五苓散、二术膏。湿热横渍，脉膜腹满，用小温中丸以及脘痞便溏之用苓桂术甘汤，吞酸形寒之用苓姜术桂汤，虽皆古人成法，而信手拈来，无不吻合。湿温身热神昏，用犀角、玄参、连翘心、石菖蒲、金银花、野赤豆皮，煎送至宝丹，乃清热通窍、芳香逐秽法。更奇者，湿温之头胀耳聋，呃忒鼻衄，舌色带白，咽喉欲闭，谓邪阻上窍空虚之所，非苦寒直入胃中可治，而用连翘、牛蒡、金银花、马勃、射干、金汁，此俗人梦想不到者也。不食不寐，腹痛便窒，脉迟小涩，谓由平素嗜酒少谷，湿结伤阳，寒湿浊阴鸠聚为痛，而用炒黑生附子、炒黑川椒、生淡干姜、葱白，调入猪胆汁，此加味白通汤，亦神奇不可思议者也。更有嗜酒人，胸满不饥，三焦皆闭，二便不通，用半硫丸。又有病中啖厚味者，肠胃滞，虽下，而留湿未解，肛门坠痛，胃不喜食，舌上白腐，用平胃散去甘草，加人参、炮姜、炒黑生附。此二条，不因酒肉认作湿热，竟以苦辛温药通阳劫湿，尤觉高超。至如阳伤痿弱，有湿麻痹，虽痔血而用姜、附、茯苓、生术。舌白身痛，足跗水肿，太溪穴水流如注，谓湿邪伏于足少阴，而用鹿茸、淡附子、草果、茯苓、菟丝子以温蒸阳气，均非浅识所能步武。湿久脾阳消乏，肾真亦惫，中年未育子，用茯苓、菟丝子、苍术、韭子、大茴、鹿茸、附子、葫芦、补骨脂、赤石脂，仿安肾丸法，治病调元，化为合璧，益有观止之叹。"对叶氏治湿的理法方药、辨治思路进行疏理总结，使后学便于观览，易于掌握。

《古今医案按》的上述学术特点，使该书在明清诸多的医案著作当中独树一帜，至今仍堪称中医医案学研究领域的必读之作。

自 序

孟子言：梓匠轮舆，能与人规矩，不能与人巧。巧者何？变通之谓也。巧固不能使人，其实不出规矩。人可即规矩以求巧，而巧自无方，是亦不啻使之矣。医之道将毋同？自古迄今，医书多不胜纪，一病必立一门，一门必立数法。究之法有尽，病无尽，一病之变已无尽，或萃数病于一人之身，其变更无尽，医之法于是乎几穷。盖以法也者，不过梓匠轮舆之规矩，病不依规矩以为患，医第循规矩以为治，常者生焉，变者死焉，转恨医之法未备也，不知法岂能备，要在乎用法者之巧耳。闻之名医能审一病之变，与病之变，而曲折以赴之，操纵于规矩之中，神明于规矩之外，靡不随手而应。始信法有尽，而用法者之巧无尽也。成案甚夥，医之法在是，法之巧亦在是，尽可揣摩。惜向来刊行医案，醇疵互收，一为去取而巧者愈见，此予所以复有古今医案之选也。惟是彼之所谓巧者，自今视之，犹规矩也。倘执巧以为巧，而不更加变通，则巧反成拙。故予于每条下，妄据鄙见以按之，辨其真伪，别其是非，晰其同中之异，表其青出于蓝；或综数事为数语，以檃括其大略；或纂述旧说新说，以补诸案之未逮。随选随录，随录随按，不惮烦词，窃附举隅之意。第恐载籍极博，见闻有限，譬诸审曲面势者，能免斫而小之之讥乎。然欲求巧于规矩，敢不择材以削镌。爰自甲午冬月，为捉笔之始，至戊戌春月，乃得蒇事。时年已七十，阅历既多，或片词之可取，爰付剞劂，质之海内诸同志。

乾隆四十三年岁在著雍奄茂之病月
既望惺斋俞震书于酌古堂

凡 例

——是编汇选名医成案，所选必择精当。如江氏类案入选颇多，亦不过十之三四，其余仅选十之一二而已。此外见诸史传及说部杂书，或有新意，或立奇法者，间采一二条，俾广见闻。

——所选皆有议论有发明之案，庸浅及怪诞不经者概删去。其有病同而治同，虽出两人，止录一家。同之中，必取前辈，或后辈之阐发胜于前辈，则取后舍前，亦无拘也。

——治病所凭在脉，故叙证而兼叙脉者始选之。若不载脉象，但侈治验，入选奚益。盖治病之难，难于识病，识病之难，难于识脉也。然集中间收不载脉者，必辨证详明，或治法新奇，或立论高超，不得以不载脉象而弃之。略备数条，以扩识见。

——前人案中，或涉鄙俚矜夸之语，概削去，只存其脉证方论，以为后人认病之法。偶有文繁及词晦者，僭为修饰之，不敢窜改其意，亦仅条达其辞以便观览而已，知我者谅不我罪。

——近日名医有年长于我者，有年少于我者，其治奇病，著奇验，必录之，今并附入，此皆生平目击，并非得之传闻。若得之传闻者，姑为阙疑，不敢以误传误。

——成案以年代先后为编次，间有颠倒者，因病情相似，连类以便览，年代所不计也。至于称谓前人，或名或字，或别号及乡里，就人所易晓者称之，不拘一律。

——是编列为十卷，各分门类，以便查阅。至门类十三科，实未能全，只就昔人有成案者选之，每门多寡不拘，会心者闻一知十，可推广得其旨矣。

——各案引用之方，不能备录，间有附于案中及案后者，恐卷帙繁冗，录亦不详，嗣有古今经验方按续出问世。

——诸案所载有妙义者，议论精详方药切当者，以及叙脉病因证候紧要关键处均加密点。若震自为按断之语，概不敢置密点，以俟高贤之教正。

古今医案按

卷一

中风

《唐书》载：许允宗初仕陈，为新蔡王外兵参军。时柳太后感风不能言，脉沉而口噤。允宗曰：口不下药，宜以汤气蒸之，令药入腠理，周时可瘥。遂造黄耆防风汤，煮数十斛，置床下气如烟雾，熏蒸之而得语。遂超拜义兴太守。

震按：书称允宗医术若神，曾曰：医者意也，在人思虑。即此条思虑巧矣。然仅可治真中风，《内经》所谓"其有邪者，渍形以为汗"也。邪从汗解故得语，若概试诸不能言者决无效。

又按：罗谦甫治史太尉，冬月坐火炉左侧，觉面热，左颊微汗，旋出外，因左颊疏缓，被风寒客之，右颊急，口㖞于右，脉浮紧，按之洪缓。罗用升麻汤加桂枝、白芷、芄、防，兼灸地仓、颊车穴。此治风中阳明经之表证也。赵僧判半身不遂，语言不出，神昏面红，耳聋鼻塞，六脉弦数。罗谓中脏者多滞九窍，中腑者多着四肢。今脏腑俱受邪，先用三化汤行之，通其壅滞使清气上升，充实四肢；次与至宝丹，安心养神，通利九窍。五日，音声出，语言稍利，惟行步艰难。又刺十二经之井穴以接经络，随四时脉症加减用药，百日方愈。此治中腑兼中脏之里证也，皆风邪实证也。张安抚半身不遂，语言謇涩，自汗恶风，痰嗽不寐。罗谓风寒伤形，忧恐忿怒伤气。经云：形乐志苦，病生于脉，神先病也。邪风加之，动无常处。治病必求其本，邪气乃服。用加减冲和汤，汗加黄耆，嗽加五味。其昼夜不睡，因心事烦冗，心火上乘阳分，卫气不得入于阴。用朱砂安神丸，遂得寐，诸证渐减，惟右肩臂痛。经云：虚与实邻，决而通之。又云：下陷者灸之。为阳气下陷入阴中，故肩髆痛不能动，宜以火导之补之。乃于右肩臂上肩井穴，先针后灸。隔一月，再灸肩井。次于尺泽穴，各灸二十八壮，引气下行，与正气相接，遂能运动。仲夏用清肺饮子，秋分用益气调营汤，全愈。此治中经兼中腑，本虚标实之症也。许允宗所治亦系本虚标实者，但病起于暴，故用蒸法，亦如通关散之取嚏，稀涎散之探痰也。

丹溪治浦江郑君，年近六旬，奉养膏粱，仲夏久患滞下，又犯房劳。一夕如厕，忽然昏仆，撒手，遗尿，目上视，汗大出，喉如拽锯，呼吸甚微，其脉大而无伦次部位，可畏之甚。此阴虚而阳暴绝也，急令煎人参膏，且与灸气海穴。艾壮如小指，至十八壮，右手能动；又三壮，唇微动。参膏成，与一盏，至半夜后，尽三盏，眼能动；尽二斤，方能言而索粥。尽五斤而利止，十数斤全安。

震按：此种病，今常有之。医所用参不过一二钱，至一二两而止，亦并不知有灸法，无效则诿之天命。岂能于数日间用参膏至十余斤者乎？然参膏至十余斤，办之亦难矣。惟能办者不可不知有此法。

薛立斋治一人，年六十余，素善饮酒，两臂作痛。服祛风治痿之药，更加麻木发热，体软痰涌，腿膝拘痛，口噤语涩，头目晕重，口角流涎，身如虫行，痒起白屑。立斋曰：臂麻体软，脾无用也；痰涎自出，脾不能摄也；口斜语涩，脾气伤也；头目晕重，脾气不能升也；痒起白屑，脾气不能荣也。遂用补中益气汤加神曲、半夏、茯苓。三十余剂，诸症悉退。又用参术膏而愈。

一妇人怀抱郁结，筋挛骨痛，喉间似有一核。服乌药顺气散等药，口眼喎斜，臂难伸举痰涎愈甚，内热晡热，食少体倦。立斋云：郁火伤脾，血燥生风所致。用加味归脾汤，二十余剂，形体渐健，饮食渐加。又服加味逍遥散十余剂，痰热少退，喉核少利。更用升阳益胃汤数剂，诸证渐愈，但臂不能伸。此肝经血少，用地黄丸而愈。

秀才刘允功，形体魁伟，不慎酒色，因劳怒头晕仆地，痰涎上涌，手足麻痹，口干引饮，六脉洪数而虚。薛以为肾经亏损，不能纳气归源而头晕，不能摄水归源而为痰，阳气虚热而麻痹，虚火上炎而作渴。用补中益气合六味丸，治之而愈。其后或劳役，或入房，其病即作，用前药随愈。

宪幕顾斐斋左半身并手不遂，汗出神昏，痰涎上涌。王竹西用参七大补之剂，汗止而神思渐清，颇能步履。后不守禁，左腿自膝至足肿胀甚大，重坠如石，痛不能忍，其痰甚多，肝脾肾脉洪大而数，重按则软涩。立斋朝用补中益气汤，加黄柏、知母、麦冬、五味，煎送地黄丸；晚用地黄丸料，加知、柏。数剂诸证悉退，但自弛禁，不能全愈耳。

震按：此四案，理精法密，学人所当熟玩。

《太平广记》载：唐梁新见一朝士，诊之曰：风疾已深，请速归去。其朝士复见郴州高医赵鄂。诊之，言疾危。与梁说同，惟云只有一法，请吃消梨，不限多少。咀啮不及，绞汁而饮到家。旬日，根据法治之而愈，此亦降火消痰之验也。

孙东宿治程晓山，年四十，诞辰庆贺，宴乐月余。忽谓孙曰：近觉两手小指及无名指，掉硬不舒，亦不为用，口角一边常牵扯引动，幸为诊之。六脉皆滑大而数，浮而不敛。其体肥，其面色苍紫，乃曰：据脉滑大为痰，数为热，浮为风。盖湿生痰，痰生热，热生风也。君善饮，故多湿，近又荒于色，故真阴竭而脉浮。此手指不舒，口角牵扯，中风之兆也。所喜面色苍紫，其神藏，虽病犹可治，切宜戒酒色以自保爱。立方用二陈汤加滑石为君，芩连为臣，健脾消痰，撒湿使从小便出；加胆星、天麻以定其风；将竹沥、姜汁三拌三晒，仍以竹沥糊丸，取竹沥引诸药入经络化痰。外又以天麻丸滋补其筋骨，标本两治。服二料，几半年，不惟病瘳，且至十年无恙。迨五十岁，贺寿如旧，召妓宴乐亦如旧，甘酒嗜饮，荒淫而忘其旧之致疾也。手指掉硬，口角牵引尤甚，月余中风，右体瘫痪矣。再邀孙诊之，脉皆洪大不敛，汗多不收，呼吸迫促。孙曰：此下虚上竭之候。盖肾虚不能纳气归元，故汗出如油，喘而不休，虽和、缓无能为矣，阅二十日而卒。

震按：医书谓凡人大指次指麻木不仁者，三年内须防中风。当远房帏，绝嗜欲，戒酒戒浓味，以杜其患。观此案可为养生者之金鉴矣！

东宿曰：潘见所年四十七，微觉阳痿，其脉上盛下虚。上盛为痰与火，下虚为精元弱，宜戒色慎怒。恐痰生热，而热生风，将有中风之患。次年中秋，连宵酒色。渠于色后，惯用鹿角胶三钱，人参一钱，酒送下。至是加倍服之。十七日，左手陡然颤动，重不能举。十八日左边半体手足皆不用矣。予始观面色赤，口微㖞向右，唇麻，左瘫。诊之左弦大，右滑大。先用乌药顺气散一帖，服后昏睡半日。醒觉面更加赤，㖞亦稍加，知痰盛使然。即以二陈汤加全蝎、僵蚕、天麻、黄芩、石菖蒲、红花、秦艽，煎冲竹沥、姜汁，一日两进，晚更与活络丹。服至第六日，手指稍能运动，足可依棹而立。予喜曰：机动矣。改用归芍六君子汤加红花、钩藤、天麻、竹沥、姜汁，服二十帖，行可二十步矣。手指先麻木不知痛痒，至是能执物，继用天麻丸、五子全鹿丸调理。幸其断酒绝欲，百日全愈。此证予历治历效者，良由先为疏通经络，活血调气，然后以补剂收功。惟经络疏通，宿痰磨去，补之必效。此治类中风之法也。

震按：此条先散后补，亦缘病初无卒仆昏愦之症，且脉滑大。故可从容施治耳。若云必先疏通经络，磨去宿痰，然后补之得效，又属呆板方法矣。

类中

王节斋治一壮年，忽得暴病如中风，口不能言，目不识人，四肢不举，急投苏合香丸，不效。王偶遇闻之，询其由，曰：适方陪客，饮食后忽得此证。

遂教以煎生姜淡盐汤，多饮探吐之，吐出饮食数碗而愈。

震按：类中有十种，曰中气、中食、中寒、中暑、中湿、中恶、中痧、中瘴、痰中、虚中，散见诸书，当荟萃而详辨之。其异于中风者，虽卒倒昏愦，而无偏枯㖞斜也；其治之异于中风者，惟虚中宜补，而余皆不宜补也。只在临证时，审其轻重浅深耳。至如《名医类案》有虚风一门，《临证指南》有肝风一门，总不出缪氏内虚暗风四字。《类案》谓阴虚者凉肝补肾，阳虚者温肺健脾，诚为要言。然其法已备于中风门中，似不必另立名色。至《指南》所载泄木安胃，镇阳息风，浊药轻投，辛甘化风，种种妙义，直驾古人而上之，又洗缪氏之髓者矣。特是议论虽精，仍属景岳所谓非风之治法耳。集书者以一类而分二门，未免头上安头之病。

中寒

吴球治一人，暑月远行，渴饮泉水，至晚以单席阴地上睡，顷间，寒热吐泻不得，身痛如刀刮。医曰：此中暑也，进黄连香薷饮及六和汤，随服随厥。吴诊其脉细紧而伏，曰：此中寒也。众皆笑曰：六月中寒，有是事乎？吴曰：人肥白，素畏热，好服黄连及益元散等凉剂，况途中饮水既多，又单席卧地，寒邪深入，当以附子理中汤。大服乃济，用之果效。

震按：中寒一门，喻嘉言论之最精，然此证易辨，无甚诡幻。惟内寒外热格阳戴阳者，不可认错，此又当于伤寒门细研之。盖中寒与伤寒不同也。《类案》载一木商，久立风雨湿地，衣服尽濡，患寒热交作，遍身胀痛，欲人击打，莫知为何病，服药罔效。忽思烧酒，热饮数杯，觉快，数饮至醉而愈。可见中寒之易治矣。又载吴御医治富翁中寒，用生附子三枚，重三两，作一剂，他医减半进之，病遂已。吴复诊，已知之，曰：何减吾成药也，吾投三枚，将使活三年，今止活年半耳，后年余，复发而卒。此等邪说，殊不可信。夫药以治病，中病即止，太过则变生他病矣。是人服附子枚半，病已愈，则不宜多至三枚也。若必须三枚，则枚半未能愈其病也。乃云吾投三枚，使活三年，是以之延年，非以之治病，何不投三十枚，俾活三十年乎。

伤寒

许学士治乡人邱生者，病伤寒发热，头痛烦渴，脉虽浮数而无力，尺以下迟而弱。许曰：虽麻黄证，而尺迟弱，仲景曰：尺中迟者，营气不足，未可发汗，用建中汤加当归、黄耆。翌日脉尚尔，其家索发汗药，言几不逊，许忍之，只用建中调营而已。至五日，尺部方应，遂投麻黄汤二服，发狂须臾，稍定略睡，已得汗矣。信乎，医者当察其表里虚实，待其时日，若不循次第，取效暂时，亏损五脏，以促寿限，何足贵也。

芮子玉病伤寒，乃阴隔阳证。面赤足蜷，躁扰不得眠而下利。论者有主寒主温之不一，愈不能决。吕元膺以紫雪匦理中丸进，徐以冰渍甘草干姜汤饮之愈。且告之曰：下利足蜷，四逆证也，苟用常法，则上焦之热弥甚。今以紫雪折之，徐引辛甘以温里，此热因寒用也，闻者皆叹服。

震按：此为阴盛隔阳，亦曰下寒上热。沧州翁以寒药裹热药，与热药冷服义同，其理精矣。然阅各家医案，能识此证者亦不少，至如阴中伏阳，则惟有许学士一案。其治乡人李信道头疼身温烦躁，指末皆冷，胸中满，恶心，六脉沉伏不见，深按至骨则若有力，更两医矣，皆不识，止用调气药。许诊之，曰：此阴中伏阳也，仲景法中无此证，世人患此者多。若用热药以助之，则为阴所隔绝，不能导引真阳，反生客热，用冷药则所伏真火愈见渐灭，非其治也。须用破散阴气导达真火之药，使水升火降，然后得汗而解矣。乃授破阴丹二百粒，作一服，冷盐汤下，不时烦躁狂热，手足躁扰，其家大惊。许曰：俗所谓换阳也。须臾稍定，略睡，身已得汗，自昏达旦方止，热退而病除矣。今考破阴丹方，乃硫黄、水银等分，熔结成砂，加陈皮、青皮分两减半，各为细末，面糊丸如桐子大。而用至二百丸，非许学士其谁能之。此与阴隔阳用参附者似是而非，从古无人论及，可不谓发仲景之所未发哉。

吴绶治一人，伤寒未经发汗，七八日，经脉动惕，潮热来尤甚，其肉不瞤，大便秘结不行，小便赤涩，以手按脐旁硬痛，此有燥屎也。用加味大柴胡汤下之而愈。

又一人伤寒十余日，曾三四次发汗过多，遂变肉瞤身振摇，筋脉动惕，此汗多气血俱虚故也。用加味人参养营汤二剂而愈。

又一人汗后，虚烦不得眠，筋惕肉瞤，内有热，用加味温胆汤而愈。可见虚实不同，岂容执一说以施治。

震按：肉瞤筋惕四条治法不同，首条载脉，三条不载脉，须看其病因病形之不同，分别得清，故用药恰当。

张景岳曰：余在燕都，治一王生，患阴虚伤寒，年出三旬，而舌黑之甚，其芒刺干裂，焦黑如炭，身热便结，大渴喜冷，而脉则无力，神则昏沉。群医谓阳证阴脉，必死无疑。余察其形气未脱，遂以甘温壮水等药，大剂进之以救其本，仍间用凉水以滋其标。盖水为天一之精，凉能解热，甘可助阴，非若苦寒伤气者之比。故于津液干燥，阴虚便结，而热渴火盛之证，亦所不忌。由是水药并进，前后凡用人参、熟地辈各一二斤，附子、肉桂各数两，冷水亦一二斗，然后诸证渐退，饮食渐进，神气俱复矣。但察其舌黑则分毫不减，余甚疑之，莫得其解，再后数日，忽舌上脱一黑壳，而内则新肉灿然，始知其肤腠焦枯，死而复活，使非大为滋补，安望再生。若此一证，特举其甚者纪之。此外凡舌黑用补而得以保全者，盖不可枚举矣。所以凡诊伤寒者，当以舌色辨表里，以舌色辨寒热，皆不可不知也。若以舌色辨虚实，则不能无误。盖实固能黑，以火盛而焦也；虚亦能黑，以水亏而枯也。若以舌黄舌黑，悉认为实热，则阴虚之证，万无一生矣。

劳复食复女劳复阴阳易

许学士云：记有人伤寒得汗，病退数日，忽身热自汗，脉弦数，心不得宁，真劳复也。予诊之曰：劳心之所致，神之所舍，未复其初，而又劳伤其神，营卫失度，当补脾以解其劳，庶几得愈。授以补脾汤合入小柴胡。或者难曰：虚则补其母，今补其子，何也？予曰：子不知虚劳之异乎？《难经》曰：虚则补其母，实则泻其子。此虚当补母，人所共知也。《千金》曰：心劳甚者，补脾气以益之，脾王则感之于心矣，此劳则当补子，人所未闻也。盖母，生我者也；子，继我而助我者也。方治其虚，则补其生我者，与《锦囊》所谓本骸得气，遗体受荫同义。方治其劳，则补其助我者，与荀子言未有子富而父贫同义，此治虚与劳所以异也。

滑伯仁治潘子庸，得感冒证已汗而愈，数日，复大发热恶寒，头痛眩晕，呕吐却食，烦满，咳而多汗。滑诊其脉，两手皆浮而紧。在仲景法，劳复证浮以汗解，沉以下解。为作麻黄葛根汤，三进，更汗，旋调理数日愈。其时众医以病后虚愈，且图温补。伯仁曰：法当如是，因违众用之。

卷二

温热病

朱氏《全生集》曰：自霜降后至春分前，天令严寒，水冰地冻，其杀厉之气，人触犯之，即时病者，为正伤寒。若虽冬月而天令温暖，感之则为冬温。如至春分节后，天令温暖，感之而病者，为温病。若虽至春分而天令尚寒，人有感寒而病者，亦伤寒也。若夏至后，天道壮热，人感邪而病，其脉洪大，为热病。若四五六七八月之间，天道忽有暴寒，人感之而为病者，乃时行寒疫也。若四时天令不正，感而为病，长幼相似，复能传染者，此名时气，即时疫也，非伤寒比也。又云：冬时感受寒邪而不即病，伏于身中，至春变为温病，至夏变为热病。夫温热二病，乃冬月伏寒之所变，既变之后，不得复言寒矣。此外又有风温、湿温，一皆发热，状类伤寒，故医家通以伤寒称之。其通称伤寒者，因发热传变，皆相类也，至于用药，则不同矣。此数种乃仲景所未论，又在痉湿暍三项之外，必须辨之。

又治黄以宽，风温十余日，壮热神昏，语言难出，自利溏黑，舌胎黑燥，唇焦鼻煤。先前误用发散消导药数剂，烦渴弥甚。张石顽曰：此本伏气郁发，更遇于风，遂成风温。风温脉气本浮，以热邪久伏少阴从火化，发出太阳，即是两感，变患最速。今幸年壮质强，已逾三日六日之期，证虽危殆，良由风药性升，鼓激周身元气，皆化为火，伤耗真阴。少阴之脉，不能内藏，所以反浮。考诸南阳先师，元无治法，而少阴例中，则有"救热存阴，承气下之"一证，可借此以迅扫久伏之邪。审其鼻息不鼾，知肾水之上源未绝，无虑其直视失溲也。时歙医胡晨敷在坐，同议凉膈散加人中黄、生地黄。服后下溏粪三次，舌苔未润，烦渴不减。此杯水不能救车薪之火也。更与大剂凉膈，大黄加至二两，兼黄连、犀角，三下方能热除，于是专用生津止渴，多服而愈。

《卫生宝鉴》曰：总帅相公，年近七旬，南征过扬州，俘虏万余口，内选美色室女近笄者四，置于左右。予曰：新虏之人，其惊忧之气蓄于内，加以饮食失节，多致疾病，近之则邪气传染，为害最大，况年高气弱，尤宜慎也。总帅不听，至腊月班师，大雪，新虏人冻馁，皆病头疼咳嗽，自利腹痛，多致死亡。正月至汴，相公因赴贺宴，痛饮数次，遂病。脉沉细而弦，三四动一止，现证与新房人病无异，三日而卒。《内经》云：乘年之虚，遇月之空，失时之和，因而感邪，其气至骨，可不畏哉！

震按：喻嘉言《疫病论》，引仲景平脉篇中寸口脉阴阳俱紧者一节，阐发奥理。谓清邪中上，从鼻而入于阳；浊邪中下，从口而入于阴。在阳则发热头痛项强颈挛，在阴则足膝逆冷，便溺妄出。大凡伤寒之邪，由外廓而入，故递传六经；瘟疫之邪，由口鼻而入，故直达三焦。三焦相溷，内外不通，致有口烂舌断，声嗢咽塞，痛脓下血，脐筑湫痛等变。治法：未病前预饮芳香正气药，使邪不能入；若邪既入，则以逐秽为第一义。此与吴又可之论暗合，较之李、罗二家所述劳役忧惊冻馁致病者迥别。惟云因病致死，病气尸气，混合不正之气，种种恶秽，交结互蒸，人在其中，无隙可避，斯无人不病，是诚诸疫所同。然向来辟疫方法，或以雄黄塞鼻，或吃蒜头烧酒，或于发中簪霹雳木，然有验有不验。相传崇祯十六年，自八月至十月，京城大疫，猝然而死，医祷不及。后有外省人员到京，能识此病，看膝湾后有筋肿起，紫色无救，红色速刺出血，可无患，人争就看，死者已二十余万。

吴又可曰：朱海畴者，年四十五岁，患疫，得下症，四肢不举，身卧如塑，目闭口张，舌上胎刺。问其所苦不能答，因问其子，两三日所服何药。云：进承气汤三剂，每剂投大黄两许不效，更无他策，求决死期。余诊得脉尚有神，下症悉具，药浅病深也。先投大黄一两五钱，目有时而少动，再投，舌刺无芒，口渐开，能言，三剂，舌胎少去，神思少爽。四日，服柴胡清燥汤。五日，复生芒刺，烦热又加，再下之。七日又投承气养荣汤，热少退。八日仍用大承气，肢体自能少动。计半月，共服大黄十二两而愈。又数日，始进糜粥，调理两月半平复。凡治千人，所遇此等，不过三四人而已。

震按：此条结句云：千人中不过三四人，自言其不可以为法也。案中不载神昏谵语，可见昏谵之至者多不能救。此人原非绝证也，惜不载脉象虚实若何。然云脉尚有神，想即陶氏所谓有力为有神也。

大头瘟

泰和二年四月，民多疫病，初觉憎寒壮热体重，次传头面肿甚，目不能开，上喘，咽喉不利，舌干口燥，俗云大头伤寒，染之多不救。张县丞患此，医以承气汤加蓝根下之，稍缓。翌日其病如故，下之又缓。终莫能愈，渐至危笃，请东垣视之。乃曰：身半以上，天之气也。邪热客于心肺之间，上攻头面而为肿，以承气泻胃，是诛伐无过。殊不知适其病所为故。遂用芩、连各五钱，苦寒泻心肺之火；元参二钱，连翘、板蓝根、马勃、鼠粘子各一钱，苦辛平，清火散肿消毒；僵蚕七分，清痰利膈；甘草二钱以缓之；桔梗三分以载之，则诸药浮而不沉；升麻七分，升气于右；柴胡五分，升气于左，清阳升于高巅，则浊邪不得复居其位。经曰：邪之所凑，其气必虚。用人参二钱以补虚，再佐陈皮二钱以利其壅滞之气，名普济消毒饮子。若大便秘者，加大黄共为细末。半用汤调，时时服之；半用蜜丸嚼化。且施其方，全活甚众。

罗谦甫治中书右丞姚公茂，六旬有七，宿有时毒，至元戊辰春，因酒再发。头面皆肿而痛，耳前后肿尤甚，胸中烦闷，咽嗌不利，身半以下皆寒，足胫尤甚。由是以床接火炕，身半以上卧于床，身半以下卧于炕。饮食减少，精神困倦而体弱。命罗治之，诊得脉浮数，按之弦细，上热下寒明矣。《内经》云：热胜则肿。又云：春气者，病在头。《难经》云：蓄则肿热，砭射之也。遂于肿上约五十余刺，其血紫墨如露珠之状，顷时肿痛消散。又于气海中，大艾炷灸百壮，以助下焦阳虚，退其阴寒。次于三里二穴，灸三七壮，治足胻冷，亦引导热气下行故也。复处一方，名曰既济解毒汤。芩、连苦寒，酒制炒为因用，泻其上热以为君；桔梗、甘草，辛甘温上升，佐诸苦药以治热；柴胡、升麻，苦平，味之薄者，阴中之阳，发散上热以为臣；连翘苦辛平以散结消肿；当归辛温，和血止痛；酒煨大黄苦寒，引苦性上行至巅，驱热而下以为使。投剂之后，肿消痛减，大便利。再服减大黄，不旬日良愈。

湿

中山王知府次子薛里，年十三岁，六月暴雨，池水泛溢，因而戏水，衣服尽湿，其母责之，至晚觉精神昏愦，怠惰嗜卧，次日病头痛身热，腿脚沉重。一医用发散药，闭户覆衾，以致苦热不禁，遂发狂言，欲去其衾而不得去。是夜汗至四更，湿透其衾，明日寻衣撮空。又以承气汤下之，后语言渐不出，四肢不能收持，有时项强，手足瘛疭搐急而挛，目左视而白睛多，口唇肌肉蠕动，饮食减少，形体顿瘦。延罗谦甫视之，具说前由，盖伤湿而失于过汗也。夫人之元气，起于脐下肾间动气，周流一身，通行百脉。今盛暑之时，大发其汗，汗多则亡阳，百脉行涩，故三焦之气不能上荣心肺，心火旺而肺气焦，况因惊恐内蓄。《内经》曰：恐则气下。阳主声，阳既亡而声不出也。阳气者，精则养神，柔则养筋。今发汗过多，气血俱衰，筋无所养，其病为痓，则项强，手足瘛疭搐急而挛。目通于肝，肝者筋之合也。筋既燥而无润，故目左视而白睛多。肌肉者脾也，脾热则肌肉蠕动，故唇蠕动有时而作。经云：肉痿者，得之湿地也。脾热者，肌肉不仁，发为肉痿。痿者，痿弱无力。今气欲竭，热留于脾，故四肢不用，此伤湿过汗而成坏证明矣。当治时之热，益水之源，救其逆，补其上升生发之气。《内经》曰：热淫所胜，治以甘寒，以酸收之。人参、黄耆之甘温，补其不足之气而缓其急搐，故以为君；肾恶燥，急食辛以润之，生甘草甘微寒，黄柏苦辛寒，以救肾水而生津液，故以为臣；当归辛温和血脉，橘皮苦辛，白术苦甘，炙甘草甘温，以益脾胃，进饮食；肺欲收，急食酸以收之，白芍药之酸微寒，以收耗散之气而补肺金，故以为佐；升麻、柴胡苦平，上升生发不足之气，故以为使，乃从阴引阳之谓也。早晚各投一服，三日后，语声渐出，少能行步，四肢柔和，食饮渐进，因志其方曰人参益气汤。

震按： 古人治湿病案，殊无高论奇方，故仅选此条以为辨证处方之模范。今《临证指南》佳案甚多，良足私淑。其除气分之湿，用滑石、白蔻、杏仁、半夏、厚朴、栝蒌皮为主，有热则加竹叶、连翘、芦根等，全取轻清之品，走气道以除湿。若湿热甚而舌白目黄，口渴溺赤，用桂枝木、猪苓、泽泻、滑石、茯苓皮、寒水石、生白术、茵陈，此从桂苓甘露饮加减。湿热作痞，神识如蒙，用人参、芩、连、枳实、生干姜、生白芍，此从泻心汤加减。若脘中阻痛，大便不爽，用豆豉、枳实、川连、姜汁、芩、半，热轻则去川连，加郁金、橘红、苡仁、杏仁，此湿伤气痹治法。热甚则用川连、生术、厚朴、橘白、淡生姜渣、酒煨大黄，水法丸服，此治气阻不爽。治腑宜通法，湿伤脾阳腹膨，用五苓散、二术膏。湿热横渍，脉膜腹满，用小温中丸，以及脘痞便溏之用苓桂术甘汤，吞酸形寒之用苓姜术桂汤，虽皆古人成法，而信手拈来，无不吻合。湿温身热神昏，用犀角、元参、连翘心、石菖蒲、银花、野赤豆皮，煎送至宝丹，乃清热通窍，芳香逐秽法。更奇者湿温之头胀耳聋，呃忒鼻衄，舌色带白，咽喉欲闭，谓邪阻上窍空虚之所，非苦寒直入胃中可治，而用连翘、牛蒡、银花、马勃、射干、金汁，此俗人梦想不到者也。不食不寐，腹痛便窒，脉迟小涩，谓由平素嗜酒少谷，湿结伤阳，寒湿浊阴，鸠聚为痛，而用炒黑生附子、炒黑川椒、生淡干姜、葱白，调入猪胆汁，此加味白通汤，亦神奇不可思议者也。更有嗜酒人，胸满不饥，三焦皆闭，二便不通，用半硫丸。又有病中啖厚味者，肠胃滞，虽下而留湿未解，肛门坠痛，胃不喜食，舌上白腐，用平胃散去甘草加人参、炮姜、炒黑生附。此二条不因酒肉认作湿热，竟以苦辛温药通阳劫湿，尤觉高超。至如阳伤痿弱，有湿麻痹，虽痔血而用姜、附、茯苓、生术；舌白身痛，足跗浮肿，太溪穴水流如注，谓湿邪伏于足少阴，而用鹿茸、淡附子、草果、茯苓、菟丝，以温蒸阳气，均非浅识所能步武。湿久脾阳消乏，肾真亦惫，中年未育子，用茯、菟、苍术、韭子、大茴、鹿茸、附子、胡卢、补骨、赤石脂，仿安肾丸法，治病调元，化为合璧，益有观止之叹。湿门附此诸案，方法斯为全备。

消渴

罗谦甫曰：顺德安抚张耘夫，年四十五岁，病消渴，舌上赤裂，饮水无度，小便数多，东垣先师以生津甘露饮子治之，旬日良愈。古人云：消渴多传疮疡，以成不救之疾。今效后不传疮疡，享年七十五岁而终。其论曰：消之为病，燥热之气胜也。《内经》云：热淫所胜，治以甘苦，以甘泻之。热则伤气，气伤则无润，折热补气，非甘寒之剂不能。故以人参、石膏、炙甘草、生甘草之甘寒为君。启玄子云：益水之源，以镇阳光，故以知、柏、黄连、栀子之苦寒，泻热补水为臣；以当归、麦冬、杏仁、全蝎、连翘、白芷、白葵、兰香，甘辛寒和血润燥为佐；以升、柴之苦平，行阳明少阳二经，白豆蔻、荜澄茄、木香、藿香，反佐以取之，重用桔梗为舟楫，使浮而不下也。为末，每服二钱，抄在掌内，以舌舐之，此制治之缓也。

震按： 古今治消渴诸方，不过以寒折热，惟苦与甘略不同耳。要皆径直，无甚深义，独此方委蛇曲折，耐人寻味。

《东坡集》载眉山揭颖臣，长七尺，素健饮啖，忽得渴疾，日饮水数斗，饭亦倍进，小便频数，服消渴药逾年，病日甚，自度必死。蜀医张铉，取麝香当门子，以酒濡湿，作十余丸，用枳椇子煎汤，服之遂愈。问其故，张曰：消渴消中，皆脾衰而肾败，土不胜水，肾液不上溯，乃成此疾。今诊颖臣脾脉极热，肾脉不衰，当由酒果过度，积热在脾，所以多食多饮，饮多溺不得不多，非消渴也。麝香坏酒果，枳椇能化酒为水，故假二物，去其酒果之毒也。

震按： 此人似消渴，实非消渴，张公之见识殊高，用药最巧。

火

虞恒德治一妇，年四十余，夜间发热，早晨退，五心烦热无休止时。半年后，虞诊六脉皆数，伏而且牢，浮取全不应。与东垣升阳散火汤四服，热减大半，胸中觉清快胜前。再与二帖，热悉退。后以四物加知母、黄柏，少佐炒干姜，服二十余帖愈。

震按： 夜热脉数，的系阴虚，因其脉伏且牢，浮取不应，故用升阳散火得效，仍以阴药收功。然阴药用六味地黄及二地、二冬必不效，妙在芎、归合知、柏，及从治之炒干姜也。

泄泻

东垣曰：予病脾胃久衰，视听半失，此阴盛乘阳；加之气短，精神不足，此由弦脉令虚多言之故，阳气衰弱，不能舒伸，伏匿于阴中耳。癸卯六七月间，霖雨阴寒，逾月不止，时人多病泄利，乃湿多成五泄故也。一日体重肢痛，大便泄泻，小便秘涩，默思《内经》云：在下者，引而竭之，是利小便也。故经又云：治湿不利小便，非其治也。当用淡渗之剂以利之为正法，但圣人之法，虽布在方策，其不尽者，可以意求。今客邪寒湿之淫，自外入里而甚暴，若以淡渗之剂利之，病虽即已，是降之又降，复益其阴而重竭其阳，则阳气愈削而精神愈短矣。唯以升阳之药为宜，用羌、独、升麻各一钱，防风、炙甘草各五分，水煎热服。大法云：寒湿之胜，助风以平之。又云：下者举之。此得阳气升腾故愈，是因曲而为之直也。

震按：升阳以助春生之令，东垣开创此法，故群推为内伤圣手。向来医学十三科，有脾胃一科，谓调其脾胃而诸病自愈，今已失传，虽读《脾胃论》，不能用也。

伤食

孙东宿治大宗伯董浔老，年六十七，向有脾胃疾，暑月以过啖瓜果而胸膈胀痛。诊其脉，寸关弦紧；观其色，神藏气固；考其所服药，不过二陈平胃加查、芽等。不知此伤于瓜果，寒湿淫胜也。经云：寒淫所胜，治以辛温。而瓜果非麝香、肉桂不能消，前方所以无效耳。乃用高良姜、香附各一两，肉桂五钱，麝香一钱，为末。每服二钱，酒调下之。两三日，则胸膈宽而知饿矣。

不食

丹溪治一室女，因事忤意，郁结在脾，半年不食，但日食熟菱大枣数枚，遇喜，食馒头弹子大，深恶粥饭。朱意脾气实，非枳实不能散，以温胆汤去竹茹，数十帖而安。

卷三

疟

张戴人曰：尝观《刺疟论》，心欲试之，会陈下有病疟二年不愈者，屡服温热之剂，渐至衰羸，命予治之。予见其羸，亦不敢便投寒凉药。乃取《内经》刺疟论详之，曰：诸疟不已，刺十指间出血。正当发时，予刺其十指出血，血止而寒热立止，咸骇其神。又云：一书生病疟，间日一作，将秋试，及试之日，乃疟之期，书生忧甚；误以葱蜜合食，大吐涎数升，瘀血宿食皆尽，同室惊畏，至来日入院，疟亦不发，盖偶得吐法耳。

[附]《资生经》曰：有人患久疟，诸药不效，或教之以灸脾俞，即愈。更一人亦久疟，闻之亦灸此穴而愈。盖疟多因饮食得之，故灸脾俞得效。

罗谦甫治书吏高士谦，年逾四十。至元戊寅七月间，因官事出外劳役，又因过饮，午后大发热而渴，冰水不能解。早晨稍轻减，服药不效。罗诊其脉弦数。《金匮要略》云：疟脉自弦，弦数者多热。《内经》云：瘅疟者，肺素有热，气盛于身，厥逆上冲，中气实而不外泄，因有所用力，腠理开，风寒舍于皮肤之内，分肉之间而发，发则阳气盛而不衰，则病矣。其气不及于阴，故但热而不寒。气内藏于心，而外舍于分肉之间，令人消烁肌肉，故名曰瘅疟。士谦远行劳役，又暑气有伤，酒热相搏，午后时助，故大热而渴，如在甑中。先以柴胡饮子下之，后以白虎加栀子汤，数服而愈。

震按：此系夏秋新得之疟，乃实证也，又系瘅疟，故用寒下之法。然其证易识易治，不比丹溪诸案之难辨难治。

痢

叶先生名仪，尝与丹溪俱从白云许先生学。其记病云：岁癸酉秋八月，予病滞下，痛作，绝不食饮，既而困惫不能起床。乃以荐席及荐，阙其中而听其自下焉。时朱彦修氏客城中，以友生之好，日过视予，饮予药，但日服而病日增。朋游哗然议之，彦修弗顾也。浃旬病益甚，痰窒咽如絮，呻吟亘昼夜，私自虞，与二子诀。二子哭，道路相传谓予死矣。彦修闻之曰：吁！此必传者之妄也。翌日天甫明，来视予脉，煮小承气汤饮予。药下咽，觉所苦者自上下，凡一再行，意冷然，越日遂进粥，渐愈。朋游因问彦修治法，答曰：前诊气口脉虚，形虽实而面黄稍白，此由平素与人接言多，多言者中气虚；又其人务竞己事，恒失之饿而伤于饱，伤于饱其流为积，积之久，为此证。夫滞下之病，谓宜去其旧而新是图，而我顾投以参、术、陈皮、芍药等补剂十余帖，安得不日以剧？然非浃旬之补，岂能当此两帖承气哉？故先补完胃气之伤，而后去其积，则一旦霍然矣。众乃敛袵而服。

震按：此与许学士治伤寒太阳病，因尺脉不应，用黄耆建中同法，彼先补而后散，此先补而后攻。但二公把握得定，故嫌疑不避。设麻黄、承气之用于后者不能愈病，则人之归咎难辞，而医之用药无路矣。

一人患痢久不愈，脉沉细弦促，右为甚，日夜数十行，下清涕，有紫黑血丝，食少。丹溪曰：此瘀血痢也。凡饱食后疾走，或极力叫号殴跌，多受疼痛，大怒不泄，补塞太过，火酒火肉，皆致此病。此人以非罪受责故也，乃以乳香、没药、桃仁、滑石，佐以木香、槟榔、大黄，神曲，糊丸，米饮下百丸。再服，大下秽物而愈。

一老人年七十，面白，脉弦数，独胃脉沉滑。因饮白酒作痢，下淡水脓血，腹痛，小便不利，里急后重。丹溪以参、术为君，甘草、滑石、槟榔、木香、苍术为佐使，煎汤，下保和丸三十粒。次日前证俱减，惟小便未利，以六一散服之而愈。

薛立斋治少宗伯顾东江，停食患痢，腹痛下坠，或用疏导之剂，两足浮肿，食少倦怠，烦热作渴，脉洪数，按之微细。以六君子加姜、桂各二钱，吴茱萸、五味子各一钱，煎成冷饮，即睡，觉而诸证顿减。此假热而治以假寒也。

立斋又云：先母年八十，仲夏患痢，腹痛，作呕不食，热渴引汤，手按腹痛稍止，脉鼓指而有力，真气虚而邪气实也。急用人参五钱，白术、茯苓各三钱，陈皮、升麻、附子、炙草各一钱，服之睡。觉索食，脉证顿退，再剂而安。此取证不取脉也，凡暴病毋论其脉，当从其证。时石阁老太夫人，其年岁脉证皆同，彼乃专治其痢，遂致不起。

震按：立斋云：暴病毋论其脉，当从其证。想先生只从虚寒之证为据，若证现实热，而脉微细，或按之空豁者，又从脉不从证矣。多阅《薛氏医案》自知。

孙东宿治侄从明，夏初，由客邸患痢，昼夜三四十度，里急后重，口渴汗出，胸膈焦辣，手心热，腹微痛，小水少，干哕呕恶，其脉左沉弦，右滑数。孙以病人原禀薄弱，今远归，途次多劳，不敢疏下，姑以胃风汤加黄连，与二帖不效，腹稍加胀。渠嘱孙曰：古云无积不成痢，今积势胶固，切勿用补，无以体素弱为疑。孙即改用黄芩芍药汤，三剂无进退。乃曰：此证实实虚虚，热热寒寒，殊属难治。且谷食禁口不入，干哕可虑，须再觅高明参酌。无知病人信任益坚，孙因图欲先开胃口，使新谷食将宿秽压出，或补或攻，视缓急以为方略，乃背嘱伊侄曰：令伯非人参不可，幸且勿露，俾予得以尽技。因仿丹溪法，用人参、黄连各二钱，煎浓，细细呷之，哕恶果止。连与两日，觉胸腹胀，即以保和丸应之。觉小水不利，又以清六丸应之。里急后重，以参、术加芩、连、木香、槟榔、滑石、桃仁应之。人参皆背加，病人不知也。每诊脉，必曰疾已渐平，幸勿遽补，恐废前功，讵知人参已服十日，计二两许矣。此后脉仅四至，软而无力。忆丹溪云：虚回而痢自止。又云：气虚甚者，非附子不能行参、耆。乃以胃风汤加耆、附、炮姜，四剂而血止，后重亦止。再用菟丝、萸肉、故纸、杜仲、参、附，全安。

震按：此条与下慎柔案，俱非妙论奇方。然此条或补或清，独用并用，随机变换，而终之以专补专温，丝毫不误。较之今人见补而不应，惟知有清，清又不应，不敢再补者，其智愚相远若何？慎柔案证屡变，而方不易，亦可谓铁中铮铮者矣。

喻嘉言治周信川，年七十三岁，平素体坚，不觉其老。秋月病痢，久而不愈，至冬月成休息痢。昼夜十余行，面目浮肿，肌肤晦黑。喻诊其脉，沉数有力，谓曰：此阳邪陷入于阴之证也。当用逆流挽舟法，提其邪转从表出，则趋下之势止而病可愈。于是以人参败毒散本方煎好，用厚被围椅上坐定，置火其下，更以布条卷成鹅蛋状，置椅褥上殿定肛门，使内气不得下走。方以前药热服，良久又进前药，遂觉皮间津津微润。再溉以滚汤，教令努力忍便，不得移身。如此约二时之久，病者心躁畏热，忍不可忍，始令连被带汗，卧于床上。是晚止下痢二次，以后改用补中益气汤，不旬日而痊愈。

疟痢

罗谦甫于至元己亥，治廉台王千户，年四十五，领兵镇涟水，此地卑湿，因劳役过度，饮食失节，至深秋，疟痢并作，月余不愈。饮食全减，形羸瘦，仲冬舆疾归。罗诊得脉弦而微如蛛丝，身体沉重，手足寒逆，时复麻木，皮肤痂疥如疠之状，无力以动，心腹痞满，呕逆不止。此皆寒湿为病，久淹，真气衰弱，形气不足，病气亦不足。《针经》云：阴阳皆不足，针所不为，灸之则宜。《内经》曰：损者益之，劳者温之。十剂曰：补可去弱。先以理中汤加附子温养脾胃，散寒湿；涩可去脱，养脏汤加附子固肠胃，止泻痢；仍灸诸穴以并除之。经云：府会太仓，即中脘也。先灸五七壮，以温养脾胃之气，进美饮食；次灸气海百壮，生发元气以荣百脉，充实肌肉；复灸足三里，胃之合也，三七壮，引阳气下交阴分，亦助胃气；后灸阳辅二七壮，接阳气，令足胫温暖，散清湿之邪。迨月余，病气去，神完如初。

震按：温补固涩以治疟痢虚证，其效犹迟。得诸灸法，参、附之力加倍矣。遇险病，宜宗之。

喻嘉言治黄我兼令正，痰厥，频发不瘛。有欲用涌剂及下法者，喻曰：惊痰堵塞窍隧，昏迷不过片晌耳。设以涌药投之，痰才一动，人即晕去，探之指不能入，咽之气不能下，药势与病势相扼，转致连日不苏，将若之何？丹溪云：惧吐者，宜消息下之，是或一道也。但窍隧之痰，岂能搜导下行？徒伤脾气，痰愈窒塞，此法亦不可用。今三部脉象虚软无力，邪盛正衰，不易开散，用药贵有节次矩矱。盖惊痰之来始于肝胆，冬月木气归根，不敢攻治。但当理脾清肺，使脾能健运，肺能肃降，痰乃下行耳。今四末肿麻，气壅已甚，须药饵与饮食相参。白饭、香蔬、苦茗，便为佳珍。不但厚味当禁，即粥亦不宜食，以粥饮之，结为痰饮易易耳；不但杂食当禁，即饮食亦宜少减，以脾气不用以消谷，转用之消痰，较药力更捷耳。其辛辣酒脯及煎爆日曝之物，俱能伤肺，并不宜食。依此调理，至春月木旺，才用四君子汤加龙胆草、芦荟、代赭石、黄连、青黛等药，为丸服之。痰迷之症，果获全瘳，后遂不发。

震按：《内经》、仲景所谓厥者，手足逆冷耳，故有寒厥、热厥之辨。今人所谓厥者，乃晕厥耳，亦兼手足逆冷，而其重在神昏若死也。向来混于一处，最误后学。今只选晕厥，不选厥逆，庶几头绪稍清。故丹溪案是怒厥也，又名肝厥；戴、汪、江三案是虚厥也；孙案是血厥也，又名薄厥。李案是虚厥之极，即脱厥也；喻案是痰厥，亦兼怒厥，法已略备矣。

疝

汪石山治一人，年二十余，因水中久立过劳，病疝痛，痛时腹中有磊块，起落如滚浪，其痛尤甚。诊之脉皆细弦而缓，按之似涩。曰：此血病也。考之方书，疝有七，皆不宜下，所治多是温散之药，以气言也。兹宜变法治之，乃用小承气加桃仁下之，其痛如失。三日复作，比前加甚，脉之轻则弦大，重则散涩，思之莫得其说。问曾食何物，曰：食鸡蛋二枚而已。曰：得之矣。令以指探吐，出令尽，痛解矣。

一儿六岁，阴囊胀大如盏，茎皮光肿如泡。一医为之渗湿行气，不效。汪诊视，脉皆濡缓。曰：脉缓无力者，气虚也。经云：膀胱者，津液之府，气化则能出焉。气虚不足，无能运化而使之出矣，宜升阳补气可也。遂以补中益气汤，去当归、柴胡，加茯苓、牛膝，二帖囊皱肿消，三帖痊愈。

震按： 此二条乃凭脉断病之正法。前案以弦涩断为瘀血，后案以濡缓断为气虚，应手取效，皆得力于指下也。前案变温散为寒下，后案去归、柴，加苓、膝，是其学问高处。但前案三日复作，而归咎于鸡蛋二枚，恐未确乜。其痛解之功，又在吐法耳。

文学骆元宾，十年患疝，形容枯槁。士材视之，左胁有形，其大如臂，以热手握之，沥沥有声，甚至上攻于心，闷绝者久之，热醋熏炙方苏。曰：此经所谓厥疝也。用治疝当归四逆汤，半月积形渐小。更以八味丸间服，半载不辍，积块尽消而不复发矣。

气冲

汪石山治萧师训，年逾五十，形肥色紫，气从脐下逆冲而上，睡卧不安，饮食少，精神倦。汪诊之，脉皆浮濡而缓。曰：气虚也。问曰：丹溪云气从脐下起者，阴火也。何谓气虚？汪曰：难执定论。丹溪又云：肥人气虚，脉缓亦气虚。今据形与脉，当作气虚论治。遂以参、耆为君，白术、白芍为臣，归身、熟地为佐，黄柏、甘、陈为使，煎服十余帖，稍安。彼以胸膈不利，陈皮加作七分，气冲上。仍守前方，月余而愈。

震按： 此条仍合丹溪二说同用之，非专主气虚也。惟汪公于濡缓脉，多以参、耆加麦冬、黄柏，不加附子，想系一生得手处。至如陈皮加作七分，气即冲上，此尤气虚之显然者，前方可操券取效也。窃忆生平治气冲证，用熟地、归、杞、牛膝、紫石英、胡桃肉、坎气、青铅等药而愈者，不计其数，又有用肾气丸而愈者，用大补阴丸、三才丸而愈者，总不出丹溪之训。惟一陆姓书生，形瘦，饮食如常，别无他病，而气自脐下上冲，始仅抵胸，后渐至喉，又渐达巅顶，又渐从脑后由督脉及夹脊两傍而下，又渐至腿踝足心，仍入少腹，再复上冲。其冲甚慢，约一年而上下周到，谷食递减，肌肉愈削，共两年半而其人方死。凡温凉补泻，靡药不尝；针灸祝由，无法不试。震固不能愈之，而就医于吴门叶、薛两先生，亦无寸效。此种病，恨不遇张戴人、喻西昌、周慎斋诸公，听其议论以开茅塞也。

又按：《魏志·华佗传》，载一士大夫不快，佗曰：君病深，当破腹取。然君寿亦不过十年，病不能杀君，忍病十岁，寿俱当尽，不足故自刳裂。士大夫不耐痛痒，必欲除之。佗遂下手，所患寻瘥，十年竟死。震读此益慨然于术之疏也。设华公遇此陆生，即早知其十年后以气冲证寿当尽矣，何药之能为？

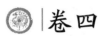 卷四

虚损

罗谦甫治建康道周卿子，年二十三，至元戊寅春间，病发热肌肉消瘦，四肢困倦，嗜卧，盗汗，大便溏多，肠鸣，不思饮食，舌不知味，懒言，时来时去，约半载余。罗诊，脉浮数，按之无力，正应浮脉歌云：脏中积冷营中热，欲得生津要补虚。先灸中脘，乃胃之纪也，使引清气上行，肥腠理；又灸气海，使生发元气，滋荣百脉，长养肌肉；又灸三里，乃胃之合穴，亦助胃气，撤上热使下于阴分。以甘寒之剂泻火热，佐以甘温养其中气；又食粳米羊肉之类，固其胃气；戒以慎言语，节饮食，惩忿窒欲。病日减。数月后，气得平复。逮二年，肥甚倍常。或曰：世医治虚劳病，多用苦寒之剂；君用甘寒，羊肉助发热，人皆忌之，而君反令食，何也？罗曰：《内经》云：火位之主，其泻以甘。《脏气法时论》云：心苦缓，急食酸以收之，以甘泻之。泻热补气，非甘寒不可。若以苦寒泻其土，使脾土愈虚，火邪愈甚矣。又云：形不足者，温之以气；精不足者，补之以味；劳者温之，损者益之。补可去弱，人参、羊肉之类是也。人参能补气虚，羊肉能补血虚，食羊肉何疑耶。

震按：罗公治总管史侯男便血，及运使崔君长子心脾痛，皆灸此三穴，所讲灸穴之义亦同，想其以此取效多矣。柳公度言，予旧多病，常苦气短，因灸气海，气遂不促。自是每岁须一二次灸之，以气怯故也。合观两家之说，则虚损病用药难效，莫如用灸。《扁鹊新书》载绍兴间，有步卒王超，本太原人，后入重湖为盗，年至九十，精彩腴润，能日淫十女不衰，岳阳民家多受其害。后被擒，临刑，监官问曰：汝有异术，信乎？曰：无也，惟火力耳。每夏秋之交，即灼关元千炷，久久不畏寒暑，累日不饥。至今脐下一块，如火之暖。岂不闻土成砖，木成灰，千年不朽，皆火之力也。死后，刑官令剖其腹之暖处，得一块非肉非骨，凝然如石，即艾火之效。故云：保命之法，灼艾第一。窃思灼艾而至千炷，惟能忍人之所不能忍，斯能为人之所不能为耳，亦殊难矣。

发热

罗谦甫治王侍郎之婿，年二十五，十一月间，因劳役忧思烦恼，饮食失节而病，时发燥热，困倦盗汗，湿透其衾，不思饮食，气不足以息，面色青黄不

泽。罗诊其脉浮数而短涩，两寸极小，告之曰：此危证也。治虽粗安，至春必死，当令亲家知之。夫人不以为然，遂易医，至正月，果躁热而卒。异日侍郎谓罗曰：吾婿果如君言，愿闻其理。罗曰：此非难知也。《内经》曰：主胜逆，客胜从，天之道也。盖时令为客，人身为主，冬三月人皆惧寒，独渠躁热盗汗，是令不固其阳，时不胜其热，天地时令，尚不能制，药何能为？冬乃闭藏之月，阳气当伏于九泉之下，至春发为雷，动为风鼓拆万物，此奉生之道也。如冬藏不固，则春生不茂，且有疫疠之灾，故人身阴气，亦当伏潜于内，不敢妄扰，毋泄皮肤，使气亟夺，此冬藏之应也。令婿汗出于闭藏之月，肾水已涸，至春何以生木？阳气内绝，无所滋荣，不死何待？因叹息而去。

震按： 此论可为损怯病之秦镜，何以《类案》不收？又罗君治韩子玉父，六十，病消渴，至冬添躁热，须裸袒，以冰置胸腋乃快，其脉沉细而疾。罗亦曰：人身为主，时令为客，大寒之令，其热更甚。经谓当所胜之令，而不能制，名曰真强，乃孤阳绝阴，必死之证也。与此条义同。

立斋又治府庠王以道，元气素弱，复以考试积劳，于冬月大发热，泪出随凝，目赤露胸，气息沉沉欲绝，脉洪大鼓指，按之如无，舌干如刺，此内真寒而外假热也。令服十全大补汤。嘱曰：服此药其脉当收敛为善，少顷熟睡，觉而恶寒增衣，脉顿微细如丝，此虚寒之真象也。以人参一两，熟附三钱，水煎顿服而安。夜间脉复脱，乃以参二两，熟附五钱，仍愈。后以大剂参、术、归身、炙草等药，调理而愈。

震按： 壮热露胸，目赤泪凝，舌干如刺，纯是火象。惟气息沉沉欲绝，是虚象。脉洪大鼓指，按之如无，则可决其内虚寒而外假热矣。服温补药后，脉当收敛为善。此是格言，所当熟记。又立斋治七十九岁老人，于少妾入房后，头痛发热，见诸火象，脉洪大无伦，按之有力，较之此案证同脉异，更宜细参。

李时珍自记年二十时，因感冒，咳嗽既久，且犯戒，遂病骨蒸发热，肤如火燎，每日吐痰碗许，暑月烦渴，寝食几废，六脉微洪，遍服柴胡、麦冬、荆沥诸药，月余益剧。其尊君偶思李东垣治肺热如火燎，烦躁引饮而昼盛者，气分热也。宜一味黄芩汤，以泻肺经气分之火。乃按方用片芩一两，水煎顿服，次日身热尽退，而痰嗽皆愈。药中肯綮，如鼓应桴如此。

震按： 此案与立斋治法，有天渊之别，故病者如人面之不同，千态万状，无有定形，治病者能如以镜照面，使随其形而呈于镜，则妍媸自别，不至误认矣。

孙东宿治徐三泉令郎，每下午发热，直至天明，夜热更甚，右胁胀痛，咳嗽吊疼，以疟治罔效，延及二十余日，热不退，后医谓为虚热，投以参、术，痛益增。孙诊之，左弦大，右滑大搏指。乃曰：《内经》云：左右者，阴阳之道路。据脉，肝胆之火为痰所凝，必勉强作文，过思不决，木火之性，不得通达，郁而致疼。夜甚者，肝邪实也。初治只当通调肝气，一剂可瘳。误以为疟，燥动其火，补以参、术，闭塞其气，致汗不出而舌胎如沉香色，热之极矣。乃以小陷胸汤，用大栝蒌一两，黄连三钱，半夏二钱，加前胡、青皮各一钱，煎服，夜以当归龙荟丸微下之，遂痛止热退，两帖全安。

潘见所一小价，年十六七，发热于午后，医者以为阴虚，用滋阴降火药三十余剂，热益加，且腹中渐胀，面色青白。仍以六味地黄汤加知、柏、麦冬、五味之类，又三十剂而腹大如斗，坚如石，饮食大减，发黄成穗，额亮口渴，两腿大肉消尽，眼大面小，肌肤枯燥如松树皮，奄奄一骷髅耳。孙东宿至，观其目之神，尚五分存。乃曰：证非死候，为用药者误耳。譬之树木，若根本坏而枝叶枯焦，非力可生。今焦枯，乃斧斤伤其枝叶而根本仍在也。设灌溉有方，犹可冀生。以神授丹，日用一丸，煮猪肉四两饲之。十日腹软其半，热亦消其半，神色渐好。潘问此何证？孙曰此疳积证也，误认为肾虚而用滋阴之药，是以滞益滞，腹焉得不大不坚？况此热乃湿热，由脾虚所致，补阴之剂皆湿类，热得湿而益甚矣。盖脾属土，喜燥恶湿，今以大芦荟丸、肥儿丸，调理一月，即可全瘳。

震按：发热有两大局，一系外因，《内经》所谓热病者，皆伤寒之类也。一系内因，《内经》所谓阴虚则发热也。然伤寒之类，已有风、暑、湿、湿热、风湿、温病、热病、风温、瘴疟、脚气十余种分别。若内因，自阴虚之外，如劳倦内伤、阴盛格阳、气虚、血虚、火郁、阳郁、停食、伤酒、伏痰、积饮、瘀血、疮疡，头绪不更多乎。得其因，又当分其经，而十二经之外，又有奇经，如阳维为病发寒热，此非可以疟治者，故临证贵乎细辨也。即如孙东宿二案，一系肝经郁火，一系疳积似痨，非具明眼，岂能奏功？

血证

丹溪治一壮年，患嗽而咯血，发热肌瘦，医用补药数年而病甚，脉涩。此因好色而多怒，精神耗少，又补塞药多，荣卫不行，瘀血内积，肺气壅遏，不能下降。治肺壅，非吐不可。精血耗，非补不可。唯倒仓法二者兼备，但使吐多于泻耳。兼灸肺俞二穴，在三椎骨下横过各一寸半，灸五次而愈。

震按：肺俞灸法，今人颇用之，然效甚鲜，倒仓法无敢用者。德清邑宰查公，讳克萨，吐血成痨，曾用之，亦无效。丹溪此案，以补药数年，瘀血内积，尚非死证，故以二法奏功。

陈斗严治薛上舍，高沙人，素无恙，骤吐血半缶。陈诊之曰：脉弦急，此薄厥也。病得之大怒，气逆，阴阳奔并。饮六郁汤而愈。

震按：上条逐瘀清暑，此条开郁，皆治暴病吐血法。《类案》原本载吴茭山治吐血不止，即以吐出之血炒黑与服，亦是第一回暴起吐血法。

大宗伯董元宰有少妾，吐血蒸嗽，先用清火，继用补中，俱不见效。士材诊之曰：两尺沉实，少腹按之必痛。询之果然。此怒后蓄血，经年弗去，乃为蒸热。热甚而吐血，阴伤之甚也。以四物汤加郁金、桃仁、穿山甲、大黄少许，下黑血升余。少腹痛仍在，更以前药加大黄三钱煎服，又下血黑块如桃胶蚬肉者三四升，腹痛乃止。虚倦异常，与独参汤饮之，三日而热减六七，服十全大补汤百余日而康。

震按：两尺沉实，决其少腹有瘀，因瘀而蒸热，因蒸热而吐血，盖从脉象认得病根，故大下而病根去。去后峻补，不用养阴，更妙。

高士宗曰：友孙子度侄女，适张氏，病半产，咳嗽吐血，脉数而涩，色白，胃满脾泄。医用理气降火止血药，益甚。予投理中汤加木香、当归，倍用参、术而血止。继用归脾汤，及加减八味饮子，诸证渐愈。时鼓峰适从湖上来，视之曰：大虚证得平至此，非参、术之力不能。今尚有微嗽，夜热时作，急宜温补以防将来。因定朝进加减八味丸，晡进加减归脾汤。未几，遇粗工，诧曰：血病从火发，岂可用热药？遂更进清肺凉血之剂，病者觉胃脘愈烦惋，饮食不进，而迫于外论，强服之。逾月病大发，血至如涌，或紫或黑，或鲜红。病者怨恨，复来招。予往视之，曰：败矣。脏腑为寒凉所逼，荣卫既伤，水火俱竭，脉有出而无入，病有进而无退，事不可为也。未几果殁。《仁斋直指》云：荣气虚散，血乃错行，所谓阳虚阴必走也。《曹氏必用方》云：若服生地、藕汁、竹茹等药，去生便远。故古人误解滋阴二字，便能杀人，况粗工并不识此，随手撮药，漫以清火为辞，不知此何火也，而可清乎？所用药味，视之若甚平稳，讵知其入人肠胃，利如刀锯，如此可畏哉！夫血脱益气，犹是粗浅之理，此尚不知，而欲明夫气从何生，血从何化，不亦难乎！操刀使割，百无一生，有仁人之心者，愿于此姑少留意也欤。

震按：吐血一证，近日最多，有有因而患之者，亦有无因而患之者。外因六淫之邪，动血犹轻；内因酒色忧愤，动血为重，及不内外因作劳举重，忍饥疾行，皆使失血，然尚可求其因而治之。若与诸项并不相犯，无端而吐血，此则最重。《内经》谓地居太虚之中，大气举之也。大气偶泄，即有地震山崩之患，而水不安澜，或溢或竭，人身亦然。大气厚，足以包固，纵犯三因，亦成他病，不至吐血；大气衰，不能担护，如堤薄则水易漏，堤坍则水必决也。世人只守血热妄行一说，误矣。请观此案，可以猛省！但参、耆、术，亦有效有不效。盖大气无形，与营气、卫气、宗气、中气又不同，非草木血肉之补所能补。曾见大啖肉饭，俄顷血一冒而死者。又见日日服参，而血仍频发以死者。此皆恶疾，惟善养性修身，庶可挽回。《内经》云：恬淡虚无，真气从之；精神内守，病安从来。此无形之大药也。予幼年凿窍太早，犯褚氏之戒，十四五岁，即患梦遗咯血，二十四岁更剧，咳痰必带血，一月梦遗十余次，遂咳嗽夜热，喉痒火升，颧红背痛，自分死矣。尔时上有垂白之高堂，下无福禄之童稚，于是忧病畏死，苦不可言，欲却其畏死之念而未由也。父母见予形瘠，命媳分房别寝，并得复阅贤愚因缘，视身命如敝屣，而畏死之念涣然冰释，淫欲之梦绝不复作矣。从此泰然自得，自无恼怒，自不躁急，惟戒烟酒，畏色如蝎，二年而诸病瘳，三年而儿女育，敢不举以告世。惟愿患斯疾者，请尝试之。

震又按：缪仲淳治吐血三诀，举世奉为明训，实未细绎其义。首条云：宜行血，不宜止血，固是。然行血之药，惟有大黄，所谓血以下行为顺也。又须看其血证之新久，与失血之多少而去取之。盖宜下于妄行之初，不宜下于脱血之后也。今本文不注明行血者何药，但云行血则血循经络，致近日有多服山羊血而死者，安知不误于此句？至如血来汹涌，必须止之，古方花蕊石散、十灰散，及童便、墨汁等，皆欲其止也。止之后，或消或补，尚可缓商。任其吐而不思所以止之，何从求活？特是止血之法，贵于虚实寒热辨得明，斯于补泻温清拿得稳耳。本文云：止之则血凝，血凝则发热恶食而病日痼。抑思今之吐血者，每多发热恶食，何尝由于血凝耶？果系血凝，则仲景大黄䗪虫丸尚可救之。只虑血去无算，阴虚则病，阴竭则死，无可奈何也。次条宜补肝不宜伐肝，注谓养肝则肝气平，而血有所归；伐之则肝虚不能藏血，血愈不止。此说诚妙，然亦要看脉象若何？肝阴固宜养，肝阳亦宜制。设遇木火两亢，血随气逆者，则抑青丸、龙胆泻肝汤、醋制大黄、桃仁、枳壳、青铅、铁锈水等，何尝禁用？盖得其道，则伐之即所以补之；不得其道，而徒奉熟地、当归、萸肉、枸杞等为补肝之药，则谬矣。末条宜降气。夫气有虚实，亦分寒热。血证之气，虚者多，实者少，热者多，寒者少。惟恃强善怒之人，肝气实而吐血，往往有之。抑肝、清肝，宜降气又宜降火矣。他如肺气虚而不降，则生脉散、观音应梦散；中气虚而不降，则四君子、参橘煎；肾阳虚不能纳气而不降，则八味丸、黑锡丹；肾阴虚不能纳气而不降，则大补阴丸、三才封髓丹，必求其所以不降之故而治之，斯为降，乌可恃韭汁、苏子、番降香，为下气药耶！至不宜降火之句，医中狡狯者，借为口实，辄称吐血服生地、麦冬，必成痨病，随将假阿胶售人以代二物，不知世之一见血证，概用生地、麦冬，诚应诃责；若将二物屏弃，岂非因噎废食？况予生平所见，血溢上窍之人，合乎丹溪所谓阳盛阴虚有升无降者，十居八九；合乎仁斋所谓阳虚阴必走，及《曹氏必用方》之甘草干姜汤，赵氏《绛雪丹书》之桂附者，百中一二而已。惟虚而有火者，清补并用；虚而无火者，气血兼补；或宜降火，或不宜降火，总无一定之法也。若谓服苦寒药必死，则仲景金匮之泻心汤，不几为罪之魁哉。

卷五

七情

喜

戴人曰：昔庄先生治一人，以喜乐之极而病者，庄切其脉，为之失声。佯曰：吾取药去。数日更不来，病者悲泣，辞其亲友曰：吾不久矣。庄知其将愈，慰之。诘其故，庄引《素问》曰：惧胜喜。可谓得元关者也。然华元化以怒郡守而几见杀，文挚以怒齐王而竟杀之。欲活他人，反戕厥躬。悲夫！

怒

项关令之妻，病怒，不欲食，常好叫呼怒骂，欲杀左右，恶言不辍。众医处药，半载无功。戴人视之曰。此难以药治。乃使二娟，各涂丹粉，作伶人状，其妇大笑。次日又令作角抵，又大笑。复于其旁，常以两个能食之妇，夸其食美，此妇亦索其食一尝之。不数日，怒减食增而瘥。

忧

丹溪治陈状元弟，因忧病咳唾血，面黧色，药之十日不效，谓其兄曰：此病得之失志伤肾，必用喜解，乃可愈。即求一足衣食之地处之，于是大喜，即时色退，不药而愈。由是而言，治病必求其本，虽药中其病，苟不察其得病之因，亦不能愈也。

徐书记有室女，病似劳。医僧法靖诊曰：二寸脉微伏，是忧思致病，请示病因。徐曰：女子梦吞蛇，渐成此病。靖谓有蛇在腹，用药专下小蛇，其疾遂愈。靖密言非蛇病也，因梦蛇过忧成疾，当治意而不治病耳。

思

一女新嫁后，其夫经商二年不归，因不食，困卧如痴，无他病，多向里床坐。丹溪诊之，肝脉弦出寸口。曰：此思男子不得，气结于脾，药难独治，得喜可解；不然，令其怒。脾主思，过思则脾气结而不食，怒属肝木，木能克土，怒则气升发而冲，开脾气矣。其父掌其面，呵责之，号泣大怒，至三时许，令慰解之，与药一服，即索粥食矣。朱曰：思气虽解，必得喜，庶不再结。乃诈以夫有书，且夕且归，后三月，夫果归而愈。

丹溪曰：一蜀僧出家时，其母在堂，及游浙右经七年，忽一日，念母之心甚切，欲归无腰缠，徒尔朝夕西望而泣，以是得病，黄瘦倦息。时僧年二十五岁，太无罗先生见之，令其隔壁泊宿，每日以牛肉猪肚甘肥等，煮糜烂与之。凡经半月余，且时以慰谕之言劳之，又许钞十锭作路费，曰不望报，但欲救汝之命耳。察其形稍苏，脉稍充，与桃仁承气，一日三帖下之，皆是血块痰积，方止。次日只与熟菜稀粥将息。又半月，其僧遂如故。又半月有余，与钞十锭，遂行。

悲

息城司侯，闻父死于贼，乃大悲，哭罢，便觉心痛，日增不已，月余成块，状若覆杯，大痛不任，药皆无功，乃求于戴人。戴人至，适巫者在其旁，乃学巫者，杂以狂言，以谑病者，至是大笑不忍，回面向壁。一二日，心下结硬皆散。所谓喜胜悲，《内经》自有此法也。

恐

高逢辰表侄，尝游惠山，暮归，遇一巨神卧寺门，恐惧奔避，自是便溺日五六十次。周恭曰：惊则心无所倚，恐则伤肾，是为水火不交，二脏俱病，故其所合之府受盛失职，州都不禁矣。

震按：此证当死，或用参、耆温补之药以图侥幸。

惊

王中阳治江东富商，自奉颇厚，忽患心惊，如畏人捕之，闻脂粉气即遗泄，昼夜坐卧，常欲人拥护方安，甫交睫，即阳动精滑，遍身红晕紫斑，两腿连足浸淫湿烂，脓下不绝，饮食倍常，酬应不倦，累医不效。王诊得六脉俱长，三部九候往来有力，两手寸尺特盛。猝难断证，因问之，商告曰：某但觉虚弱无力，多惊悸，及苦于下元不固，两腿风疮，侍奉皆赖妇人，而又多欲不能自禁，奈何治之？王曰：时医必作三种治，一者治惊悸，二者治虚脱，三者治风疮。以余观之，只服滚痰丸，然后调理。满座愕然。王曰：此系太过之脉，总是湿痰为病，与火炎水涸，神怯精伤者，本异标同也。逐去痰毒，不必缕治。服丸三日，脉稍平。曰：君连年医药不效，反增剧者，不识虚实，认假为真故也。再令服三次。越五日，脉已和，不言惊悸之苦，但求遗泄之药。王用豁痰汤加茯苓煎服，月余诸证悉减。乃用泥金膏，以新汲水调敷两腿，干则再上，周时洗去，则热气已衰，皮肉宽皱。然后用杖毒活血方，调敷全愈。

震按：阅洞虚子原案，曰此系太过之脉，心肾不交。又曰水火亢行，心不摄血，运于下不能上升，凝于肌肤，日久湿烂，与火炎水溢，神不宁阳频泄者，本同标异也。其词涩而义晦，不如曰湿热生痰，上壅下注，反觉径捷，故僭改之。再查豁痰汤，亦逸人自定，乃以小柴胡汤去姜、枣，加紫苏、薄荷、羌活、陈皮、厚朴、枳壳、南星，云治一切痰疾，与滚痰丸相副，或以前胡易柴胡。其泥金膏，则用阴地上蚯蚓粪三分，熟皮朴硝二分，同研细，水调敷。杖毒活血方，则用蛇床子、光草乌、火煅炉甘石、枯矾、槟榔、花粉、绿豆粉、凌霄花、赤石脂、白石脂、大蓟根叶、小蓟根叶为末，另煎大黄汁调敷，云治杖疮奇妙。

[附] 一富室子弟，因忧畏官事，忽患恶闻响声，鞋履作声，亦即惊怖，有事则彼此耳语而已，饮食自若，举动无差。王令服滚痰丸二次，即能起坐应酬。再以豁痰汤、分心气饮，相间服之而愈。分心气饮者，乃二陈汤加紫苏、羌活、桑白皮、肉桂、青皮、腹皮、木通、赤芍也。

郁

易思兰治一妇，浑身倦怠，呵欠口干，经月不食，强之，不过数粒而已。有以血虚治之者，有以气弱治之者，有知为火而不知火之源者，用药杂乱，愈治愈病。至冬微瘥，次年夏间，诸病复作，肌消骨露，三焦脉洪大侵上，脾肺二脉微沉，余部皆平和。此肺火病也。以栀子仁姜汁浸一宿，炒黑研细，用人参、麦冬、乌梅煎汤调下，进二服，即知饥喜食，旬日肢体充实如常。后因久病不孕，众皆以为血虚而用参耆之品，半月胸膈饱胀，饮食顿减，至三月余而经始通，下黑秽不堪，或行或止，不得通利，其苦万状。复以四乌汤，换生地，加陈皮、苏梗、黄芩、山栀、青皮、枳壳十数剂，一月内即有孕。

震按：首条之病郁易辨，涌法诚胜于服药，次条之病情难辨，其方恐未能速效，至于经闭已通，病亦轻矣，用药固宜平稳。

诈病

张景岳曰：予向同数友，游寓榆关客邸，内一友素耽风月，忽于仲冬一日，夜叩予户，张皇求救，云所狎之妓，忽得急证，势在垂危，倘遭其厄，祸不可解。予往视之，见其口吐白沫，僵仆于地，以手摸之，则口鼻四肢俱冷，气息如绝。陡见其状，殊为惊骇，因拽手诊之，则气口和平，脉不应证。予意其脉和如此，而何以证危如是？沉思久之，岂即仲景所云诈病耶？复诊其脉，安然如故。遂大声于病妓之旁曰：此病危矣，须用极大艾丸，连灸眉心人中小腹数处，方可活，惜花容损坏耳。余寓有艾，宜速取来灸之。然火灸尚迟，姑先与一药，使其能咽之后，倘有声息，则生意已复，即不灸亦可；若口不能咽，或咽后不苏，当速灸可也。病妓闻予之言，窃已惊怖，惟恐大艾着身，药到即咽，咽后少顷，即哼声出而徐动徐起矣。次日问之，乃知为吃醋而发也。

震按：此条乃人病脉不病，尚易揣度。次条所载金吾公二妾相竞，一系燕姬，其母助恶叫喊撒泼，遂致气厥若死，自暮及旦不苏，景岳初诊之，见其肉厚色黑，面青目瞑，手撒息微，脉又伏，渺若脱，意其真危也。欲施温补，恐大怒之后，逆气未散；欲用开导，恐脉之似绝，虚不能胜。请再诊之，则前此撒手，今忽十指交叉于腹，因而动疑。及著手再诊，似有相嫌不容之意。卒然猛扯之，力强且劲。益疑将死之人，岂犹有力如是！乃思其脉若此者，或因肉厚气滞，北人禀赋使然；或因两腋夹紧，奸人猝诈所致。遂用前法，以恐胜之，药甫到咽即活，此比前案更难辨识也。

吞酸吐酸

丹溪治一人，因心痛，久服热药多，兼患吞酸。以二陈汤加芩、连、白术、桃仁、郁李仁、泽泻，服之累涌出酸苦黑水如烂木耳者。服久，心痛既愈，酸仍频作，有酸块自胸膈间筑上咽喉甚恶。以黄连浓煎冷，候酸块欲升，即与数滴饮之，半日许，下数次而愈，乃罢药，淡粥调之一月。时已交春节旬余，中脘处微胀急，面带青，气微喘。时天尚寒，盖脾土久病衰弱，遇木气行令，脾受肝凌也。急以索矩六和汤与之，四日而安。

立斋治一儒者，面色萎黄，胸膈不利，吞酸嗳腐，频服理气化痰之药，大便不实，食少体倦。此脾胃虚寒也。用六君加炮姜、木香，渐愈，兼用四神丸而元气复。

震按：二条治热治寒，各极其妙。朱案不用左金之反佐，识见最高；薛案之四神，不若去五味、肉果，换以参、术、姜、附为更妥也。薛又有一案，现证皆同，更加足指肿痛，指缝出水，其人先服二陈、二妙、黄连、枳实，薛用补中益气加茯苓、半夏而愈，真丝丝入扣之方矣。盖脾虚挟寒、脾虚挟湿，同中有异耳。周慎斋治吞酸，专用吴茱萸，历叙其效，则又单管得寒湿二字。

呕吐

薛立斋见一人呕吐痰涎，发热作渴，胸膈痞满。或用清气化痰降火，前证益甚，痰涎自出。薛曰：呕吐痰涎，胃气虚寒也。发热作渴，胃不生津也。胸膈痞满，脾气虚弱也。须用参、耆、归、术之类，温补脾胃，生发阳气，诸病自退。不信，仍服前药，虚证悉至。复请治，薛曰：饮食不入，呃逆不绝，泄泻，腹痛，手足逆冷，是谓五虚。烦热作渴，虚阳发于外也。脉洪大，脉欲绝也。死期迫矣。或曰：若然，殒于日乎，殒于夜乎？薛曰：脉洪大，当殒于昼。果然。

震按：此条与张克明咳嗽吐痰证治相同，彼以温补而愈，此以清削而死。薛公之善用温补，与戴人之善用涌泄，皆举一可以例百也。

咳嗽

一人年十九，面白质弱，因劳思梦遗，遂吐血碗余。自是微咳倦弱，后忽身发大热，出疹。疹愈，阴囊痒甚，搓擦水流。敷以壁土，囊肿如盏大。遂去土，以五倍子涂少蜜，炙燥为末敷之，遂愈。复感风寒，其嗽尤甚，继以左右胁痛。石山诊其脉虚而数，外证畏风寒，呕恶，倦动，粪溏气促。曰：此金极似火也。夫心属火而藏神，肾属水而藏志，二经俱属少阴，而上下相通。今劳思则神不宁而梦，志不宁而遗，遗则水不升而火独亢也。肝属木，主藏血，其象震，震为雷，心火既亢，同类相应，引动龙雷之火，载血而溢出于上窍矣。肝脉环绕阴器，亦因火扰而痛痒肿胀也。火胜金，故肺经虚而干咳；皮毛为肺之合，更因火郁而发疹；大肠为肺之府，故亦传导失宜而粪溏；金虚不能平木，木火愈旺而凌脾，脾虚则呕恶食减。经曰：壮火食气。脾肺之气为壮火所食，故倦于动作，而易感风寒也。经言：两胁者，阴阳往来之道路也，为火阻碍，则气不利而痛矣。然火有虚有实，有似火而实非火。故经言：有者求之，无者求之，虚者责之，实者责之。此治火大法，前证之火，皆虚火也，非水湿所能折，惟甘温之剂，可以祛除。且经言形寒饮冷则伤肺，又谓脾胃喜温而恶寒，当用甘温健其脾，则肺经不虚，而咳嗽气促自愈；肝木有制，而咳嗽吐血自除，虚妄之火亦自息矣。以参、耆各四钱，神曲、山楂各七分，白术、麦冬、贝母各一钱，甘草五分，炒干姜四分，服十余帖，脉数减，嗽渐平。

震按：此证似宜养阴，其复感风寒，似宜清理，即见识高者，亦必先以轻剂解表，后用养阴健脾。乃汪公竟进参、耆各四钱，佐干姜少许，岂今人所能及哉？脉数减，嗽渐平，信非熟地、阿胶所能胜任。

李士材治宋敬夫令嫒，中气素虚，食少神倦，至春初，忽然喘急，闷绝不知人，手足俱冷。咸谓立毙矣。李曰：气虚极而金不清肃，不能下行，非大剂温补，决无生理。遂以人参一两，干姜三钱，熟附子三钱，白术五钱，一服即苏。后服人参七斤余，姜、附各二斤，遂全愈不复发。

又治孙芳其令嫒，久嗽而喘，凡顺气化痰，清金降火之剂，几于遍尝，绝不取效。一日喘甚烦躁，李视其目则胀出，鼻则鼓扇，脉则浮而且大，肺胀无疑矣。遂以越婢加半夏汤投之，一剂而减，再剂而愈。李曰：今虽愈，未可恃也。当以参术补元，助养金气，使清肃令行。竟因循月许，终不调补，再发而不可救矣。

喘胀

沈宗常治卢陵人，胀而喘，三日食不下咽矣。视脉无他，问何食饮？对以近食羊脂。沈曰：得之矣，脂冷则凝，温熨之所及也。温之，得利而愈。

震按：是案较沈诚庄治肃藩嗜乳酪致病，用浓茶频饮得愈，彼如昭文之鼓琴，此如师旷之杖策矣。

肿胀

庄季裕云：予自许昌遭金兵之难，忧劳艰危，冲冒寒暑，遂感痃疟。八月起病，至次年春末，尚苦跗肿腹胀，气促不能食而大便利，身重足痿，杖而后起。得陈子翁专为灸膏肓俞，七日内灸三百壮，即胸中气平，肿胀俱损，利止而食进。后又加百壮，诸证尽痊，以至康宁。时亲旧见此殊功，灸者数人，宿疴皆除。孙真人谓若能用心方便，求得其穴而灸之，无疾不愈，信不虚也。

震按：古人治病多用针灸，今则针灸有专家。凡诊脉处方者，反以卑术视之，不知处方易而针灸难。盖切脉与取穴同一难，而取穴之难，尤难于切脉也。孙真人之言，诚为格言。

虞恒德治一族兄，素能饮酒，年五十，病通身水肿，腹胀尤甚，小便涩而不利，大便滑泄。虞曰：或戒酒色盐酱，尚可保全；不然，去生渐远。兄曰：自今日戒起。虞以丹溪法，用参、术为君，加利水道制肝木清肺金等药，十帖而小水长，大便实，肿退而安。又半月，友人劝之饮，遂痛饮沉醉，次日疾复如前。虞曰：不可为矣。一月而逝。

震按：此条以饮酒而病复发，又一条以开盐而病复发，皆至于死。故今专门治肿胀者，开列戒单，不可犯丝毫盐酱。考其义以盐能助肾水之邪，豆与麦面助湿发热也。然胃气旺者固能戒，若胃气弱者食难进而渐减，亦当顾虑。张路玉用伏龙肝泡水澄之，入青盐以代食盐，用淮麦为面，同赤豆作面而成酱，其法甚巧，似可通融。

薛立斋治一男，素不善调摄，唾痰口干，饮食不美。服化痰行气之剂，胸满腹胀，痰涎愈甚；服导痰理脾之剂，肚腹膨胀，二便不利；服分气利水之剂，腹大胁痛，不能睡卧；服破血消导之剂，两足皆肿，脉浮大不及于寸口。朝用金匮肾气丸，夕用补中益气汤，煎送前丸，月余，诸证渐退，饮食渐进；再服月余，自能转侧；又两月而能步履。却服大补汤、还少丹，又半载而康。后稍失调理，其腹仍胀，服前药即愈。

震按：立斋此法，为胀满虚证的对之方，与下条石山所用香连丸，虽出两路，各能奏功。

李十材治钱赏之遍体肿急，脐突背平，法在不治，举家坚请用药。以金匮肾气丸料大剂煎服，兼进理中汤，五日不效。乃以人参一两，生附三钱，牛膝、茯苓各五钱，小便忽通，进食。计服人参四斤，附子、桂、姜各斤余而安。

太学何宗鲁，夏月好饮水，一日学院发放，自早起候至未申，为炎威所逼，饮水计十余碗，归寓便胀闷不能食，越旬日，胀如抱瓮，气高而喘。士材曰：皮薄而光，水停不化也。且六脉坚实，其病暴成，法当利之。遂以舟车丸，每服三钱，香薷汤送，再剂而二便涌决如泉，复进一钱五分，腹减如故。用六君子十帖，即愈。

震按：此二案，峻补急攻，如狮子抟象，全副神力，学者要看其病因，观其论脉，即知前贤非蠢心大胆也。

李时珍治一士妻，自腰以下胕肿，面目俱肿，喘急欲死，不能伏枕，大便溏泄，小便短少，脉沉而大。沉主水，大主虚，乃病后冒风所致，是名风水。用《千金》神秘汤加麻黄，一服，喘定十之五。再以胃苓汤吞《深师》薷术丸，二日小便长，肿消十之七，调理数日全安。

震按：金液丹、神秘汤人所罕用，而善用之则各奏奇功。因思古方，具在简册，特患寻不着对头帽子耳。又按：神秘汤，乃生脉散合二陈汤，去麦冬、茯苓，加紫苏、桑白皮、桔梗、槟榔，以生姜三片为引，施于此证恰好，加麻黄更好，并非八寸三分通行之帽也。

不寐

汪石山治一女，年十五，病心悸，常若有人捕之，欲避而无所，其母抱之于怀，数婢护之于外，犹恐恐然不能安寐。医者以为病心，用安神丸、镇心丸、四物汤，不效。汪诊之，脉皆细弱而缓。曰：此胆病也。用温胆汤，服之而安。

[附] 许学士治四明董生，卧则魂飞扬，身虽在床而神魂离体，惊悸多魇，通宵不寐。群皆以为心病，医之无效。许曰：以脉言之，肝经受邪，游魂为变，非心也。以肝有邪，魂不得归于肝，是以卧则飞扬若离体也。肝主怒，必小怒则剧。用真珠母为君，龙齿佐之，因有龙齿安魂，虎睛定魄之说。

震按：此二条俱凭兼见之证辨为肝胆之病。若汪案之脉细弱而缓，何以不认作阳气两虚？许案不载脉象，亦难核辨。然肝胆之不寐易治，而心之不寐难瘥。盖心藏神，肾藏精与志。寐虽由心，心赖肾之上交。精以合神，阴能包阳。水火既济，自然熟寐。《内经》谓阳气满则阳跷盛，不得入于阴，阴虚故目不瞑。又云：阴跷阳跷，阴阳相交；阳入阴，阴出阳，交于目锐眦。阳气盛则瞋目，阴气盛则瞑目。此是不寐要旨，非肝胆病之不寐也。如人并无外邪侵扰，亦无心事牵挂，而常彻夜不寐者，其神与精必两伤，大病将至，殊非永年之兆，虽投补心补肾之药，取效甚难。即《内经》秫米半夏汤，亦有效有不效，或初效继不效。而病者辗转床褥，必求其寐，愈不肯寐，更生烦恼，去寐益远。慈山先生《老老恒言》云：寐有操纵二法，操者如贯想头顶，默数鼻息，返观丹田之类，使心有所著，乃不纷驰，庶可获寐；纵者任其心游思于杳渺无朕之区，亦可渐入朦胧之境。此诚慧心妙悟，可补轩岐所不逮。

怔忡

滑伯仁治一人，病怔忡善忘，口淡舌燥，多汗，四肢疲软，发热，小便白而浊。众医以内伤不足，拟进茸、附等药，未决。脉之虚大而数，曰：是由思虑过度，厥阴之火为害耳。夫君火以明，相火以位，相火代君火行事者也。相火一扰，能为百病。百端之起，皆由心生。越人云：忧愁思虑则伤心。其人平生志大心高，所谋不遂，抑郁积久，致内伤也。服补中益气汤、朱砂安神丸，空心进小坎离丸。月余而安。

痫

一妇人积怒嗜酒，病痫，目上视，扬手掷足，筋牵喉响流涎，定则昏昧，腹胀疼冲心，头至胸大汗，病与痫间作，昼夜不息。此肝有怒邪，因血少而气独行，脾受刑，肺胃间久有酒痰，为肝气所侮，郁而为痫。酒性喜动，出入升降，入内则痫，出外则痫。乘其入内之时，用竹沥、姜汁、参、术膏等药甚多。痫痫间作无度，乘痫时，灸大敦、行间、中脘，间以陈皮、芍药、甘草、川芎汤，调膏与竹沥，服之无数，又灸大冲、然谷、巨阙及大指半甲肉。且言鬼怪，怒骂巫者。朱曰：邪乘虚而入，理或有之。与前药，佐以荆沥除痰，又用秦承祖灸鬼法哀告我自去。余证调理而安。

癫狂

一男子落马发狂，起则目瞪狂言不识亲疏，弃衣而走，骂言涌出，气力加倍，三五人不能执缚。烧符作醮无益，牛黄、冰、麝不灵，乃求治于戴人。戴人以车轴埋之地中，约高二尺许，上安中等车轮，其辋上凿一穴，如作盆之状，缚狂病人于其上，使之伏卧，以软裀衬之。又令一人于下，坐机一枚，以棒搅之，转千百遭。病人吐出青黄涎沫一二斗许，绕车轮数匝。其病人曰：我不能任，可解我下。从其言而解之。索凉水，与之冰水。饮数升，狂不作矣。

滑伯仁治一僧，病发狂谵语，视人皆为鬼，诊其脉累累如薏苡子，且喘且搏。曰：此得之阳明胃实。《素问》云：阳明主肉，其经血气并盛，甚则弃衣升高，逾垣妄詈。遂以三化汤三四下，复进以火剂乃愈。

遗精

周慎斋治一人，知饱不知饥，胸膈饱闷，脾虚也。常起火，喉痛，口唇生疮，牙根作胀，齿缝出血，火在上，上盛也。骨酸痛，不能久立，鸡鸣精自遗，下虚也。上盛下虚，所谓阳精下降其人夭，名曰下消。善治不若善养，用补中益气汤以散上焦之火，六味汤以实下焦之肾，所以敛火归本也。

震按：向来医书咸云：有梦而遗者，责之心火；无梦而遗者，责之肾虚。二语诚为括要，以予验之，有梦无梦，皆虚也。不虚则肾坚精固，交媾犹能久战，岂有一梦即遗之理。故治此证者，惟湿热郁滞二项，勿以虚治，而二项又各分二种：曲蘖之湿热，宜端本丸；膏粱之湿热，宜猪肚丸；积痰之郁滞，宜滚痰丸、神芎丸；伏火之郁滞，宜滋肾丸、猪苓丸。除此二项，必须人参，如荆公妙香散以治心虚，桑螵蛸散以治肾虚，三才封髓丹以治阴虚，固精丸以治阳虚，或分用，或合用，再参之以熟地、萸肉、湘莲、芡实、五味、牡蛎、线胶、金樱膏，而已无余蕴矣。然亦有效有不效，则因虚者之有小虚有大虚，而虚者之心或有嗜欲或无嗜欲也。人若于欲事看得雪淡，更极畏怕，则熟寐时亦能醒觉。先贤云：醉犹温克方称学，梦亦斋庄始见功，此为上乘；其次则用刘海蟾吸撮提三字，做运想功夫，先以一擦一兜，左右换手。九九之数，真阳不走之诀。继以一吸便提气，气归脐，一提便咽。水火相见之诀，久久行之，功成可以不泄。尚有欲念，再于上床临睡时，以两手大肉擦热，反向背后擦肾腧穴三十六次，肾腧热则相火不作，夜无淫梦。斯皆应验之金丹，殊胜咬咀之草药，故不惮饶舌以告同人。

便浊

丹溪曰：一妇年近六十，形肥味厚，中焦不清，积为浊气，流入膀胱，下注而成白浊。浊气即是湿痰，用二陈汤加升、柴、苍白术，四帖，浊减半，觉胸满，因升、柴升动胃气，痰阻而满闷耳。用二陈加炒曲、白术、香附以泄其满，素无痰者，升动亦不闷也；继以青黛、樗皮、蛤粉、黄柏、干姜、滑石为末，神曲为丸，服之全安。

丹溪又治一人，便浊半年，或时梦遗形瘦，作心虚治，以珍珠粉丸合定志丸，服之愈。

[附] 南安太守张汝弼，曾患渴疾白浊，久服补肾药不效，遇一道人，俾服酒蒸黄连丸。以川连一斤，煮酒浸一宿，甑上累蒸至黑，晒干为末，蜜丸桐子大。日午临卧，酒吞三十九。遂全瘳。

潘见所弱冠患白浊，医治三年不愈，其脉两寸短弱，两关滑，两尺洪滑。孙东宿曰：君疾易愈，第待来春之仲，一剂可瘳，而今时不可。因问何以必待来年，孙曰：经云：升降浮沉必顺之。又云：天时不可伐。君脉为湿痰下流证也。洪大而见于尺部，是阳乘于阴，法当从阴引阳。但今冬令，为闭藏之候，冬之闭藏，实为来春发生根本。天人一理，若不顾天时，而强用升提之法，是伐天和而泄元气。根本既亏，来春何以发生。闻言不信，别寻医药，仍无效。至春分，东宿以白螺蛳壳火煅存性四两，牡蛎二两，半夏、葛根、柴胡、苦参、川柏各一两，曲糊丸，早晚服，名曰端本丸。不终剂而全愈。

震按：医书向有精浊、溺浊之分，以予验之，浊必由精，溺则有淋无浊也。凡患浊者，窍端时有秽物黏渗不绝，甚则结盖，溺时必先滴出数点而后小便随之，小便却清。惟火盛则色黄，亦不混浊。古书乃云溅面如油，光彩不定，溅脚下澄，凝如膏糊，此是膏淋与下消证，非白浊也。白浊之因，有欲心萌而不遂者，有渔猎勉强之男色者，有醉酒及用春方以行房，忍精不泄者，皆使相火郁遏，败精瘀腐而成。故白浊多有延成下疳重候，岂溺病乎。《内经》谓水液混浊，皆属于热。热甚则为赤浊，或白浊久而血不及化为精，亦变赤浊，此则危矣。治法不外养阴清热，佐以坚肾利水。盖癸窍宜闭，壬窍宜通也。初起者，当兼疏泄败精之品，如滑石、冬葵子、牛膝、萆薢之类。日久者，当兼补元实下之品，如人参、熟地、湘莲、芡实之类，亦无甚艰难。兹选四案，湿痰湿热居其二，盖恐人只守定治肾一法耳。夫湿痰湿热，似非精病，不知湿热内侵肾脏，则精不清而为浊。生生子案，及世人用腐浆冲滑石，或白果浆者，去其湿热，精自固也。湿痰下注肾脏，则精不宁而为浊。丹溪首案，及李士材治武科张姓案，消其湿痰，精自驻也。若系溺病，何以不用淋证门石苇散、八正散等方耶。即日久而元气下陷，有用补中益气汤者，亦以元气得补，才能升举其精，不使渗漏耳。惟夏月冒暑便浊，用辰砂六一散。及筋疝之白物如精，随溲而下，用龙胆泻肝汤。二条方是溺病，然与赤白浊情形原有别也。

小便不通

李东垣治长安王善夫，病小便不通，渐成中满腹大，坚硬如石，腿脚亦胀裂出水，双睛凸出，昼夜不得眠，饮食不下，痛苦不可名状，服甘淡渗泄之药皆不效。李曰：病深矣，非精思不能处。因记《素问》有云：无阳则阴无以生，无阴则阳无以化。又云：膀胱者，州都之官，津液藏焉，气化则能出矣。此病小便癃闭，是无阴而阳气不化也。凡利小便之药，皆淡味渗泄为阳，止是气药，阳中之阴，非北方寒水，阴中之阴所化者也。此乃奉养太过，膏粱积热，损北方之阴，肾水不足。膀胱，肾之室，久而干涸，小便不化，火又逆上而为呕哕，非膈上所生也。独为关，非格病也。洁古云：热在下焦，填塞不便，是关格之法。今病者内关外格之病悉具，死在旦夕，但治下焦可愈。随处以禀北方寒水所化大苦寒之味者，黄柏、知母、桂为引用，丸如桐子大，沸汤下二百丸。少时来报，服药须臾，前阴如刀刺火烧之痛，溺如瀑泉涌出，卧具皆湿，床下成流，顾盼之间，肿胀消散。李惊喜曰：大哉圣人之言，岂不可遍览而执一者乎？其证小便闭塞而不渴，时见躁者是也。凡诸病居下焦，皆不渴也。二者之病，一居上焦，在气分而必渴；一居下焦，在血分而不渴，血中有湿，故不渴也。二者之殊，至易别耳。

震按：前贤之不可及者，以其善悟经旨而创立治法耳。若今人不过寻章摘句，即旧时成法，尚未通晓，岂能另标新义，恰合病情乎。

李士材治郡守王镜如，痰火喘嗽正甚时，忽然小便不通，自服车前、木通、茯苓、泽泻等药，小腹胀闷，点滴不通。李曰：右寸数大，是金燥不能生水之故，惟用紫菀五钱，麦冬三钱，北五味十粒，人参二钱，一剂而小便涌出如泉。若淡渗之药愈多，反致燥急之苦，不可不察也。

小便涩数

县令顾荣甫尾闾痒而小便赤涩，左尺脉洪数，属肾经虚热。法当滋补，渠不然其言，服黄柏、知母等药年许，高骨肿痛，小便淋沥，肺肾二脉洪数无伦。薛曰：子母俱败，鲜克济矣，果寻卒。

震按：小便数，有热有虚。数而少，为实热，宜渗之。频数不可略忍，又复短少，日数十次，或有余沥，为肾大虚之候。数而多，色黄者，为阴虚，宜滋阴。数而多，色白体羸者，为阳虚。升者少而降者多，宜补火。立斋诸案，具备诸法。

大便秘结

一男子因出痘，大便秘结不通。儿医云：便实为佳兆。自病至痘疮愈后，不如厕者凡二十五日，肛门连大肠痛甚，叫号声彻四邻，用皂角末及蜜煎导法，内服大小承气汤，及枳实导滞丸、备急丸，皆不效，计无所出。虞曰：此痘疮余毒郁热，结滞于大小肠之间而然。以香油一大盏令饮，自朝至暮亦不效。乃令婢者口含香油，以小竹筒一个套入肛门，以油吹入。过半时许，病者自云：其油入肠内，如蚯蚓渐渐上行，再过片时许，下黑粪一二升，困睡而安。

李时珍曰：一宗室夫人，年几六十，平生苦肠结病，旬日一行，甚于生产，服养血润燥药，则腻膈不快，服硝黄通利药，则若罔知，如此三十余年矣。予诊其人，体肥膏粱而多忧郁，日吐酸涎碗许乃宽，又多火病。此三焦之气壅滞，有升无降，津液皆化为痰饮，不能下滋肠腑，非血燥比也。润剂留滞，硝黄徒入血分，不能通气，俱为痰阻，故无效也。乃用牵牛末，以皂荚膏丸与服，即便通利。自是但觉肠结，一服即瘥，亦不妨食，且复精爽。盖牵牛走气分，通三焦，气顺则痰逐饮消，上下通快矣。

交肠

石顽曰：交肠证虽见于方书，而世罕见。绿石山詹石匠之妇，产后五六日，恶露不行，腹胀喘满，大便从前阴而出。省其故，缘平昔酷嗜烟酒，所产之儿，身软无骨，因而惊骇，遂患此证。余以芎归汤加茋术、肉桂、炒黑山楂，一服恶露通，而二便如常。又陆圣祥之女，方四岁，新秋患血痢，而稀粪出于前阴，作冷热不调食积治，与五苓散，服香连丸，二剂而愈。又钱吉甫女，年十三，体肥痰盛，因邻居被盗，发热头痛，呕逆面青，六脉弦促，而便溺易位。此因惊气乱，痰袭窍端所致也。与四七汤下礞石滚痰丸，开通痰气而安。

喻嘉言曰：姜宜人得奇证，二便俱从前阴而出，拟之交肠，有似是实非者。交肠乃暴病，骤然而气乱于中；此证乃久病，以渐而血枯于内，迥然不同也。原夫疾之所始，以忧思伤脾，脾不统血，下行如崩漏，在癸汛久绝之年，实名脱营。脱营宜大补急固，乃以崩漏法凉血清火为治，则脱出转多，胞门子户之血，日渐消亡，转将大肠之血运转而渗入胞囊，久之大肠之血亦尽，而大肠之气附血而行者，孤而无主，涣散错乱，幽门不能泌别，进入渗血之径，酿为谷道，岂可用交肠所列之方，以五苓再辟其水道乎？是必大肠之旧路复通，乃可拨乱返正。今病中多哭泣，所谓脏躁者多泣，大肠已废而不用也。来春枣叶生时，大肠绝而死矣。果验。

震按：初习医时，里有金姓裁缝，年二十余岁，雨途道滑，臀仆坐地，亦无痛苦，次日腹中欲去大便而转失气，从阳具出，自觉大便不往后去，转向前走，阳具中痛苦不堪，其粪逼细如稻柴心而出。震师金上陶先生，用补中益气汤，一服即愈。四五日，病复再发，用此汤不效矣。小便行时，并不带粪，粪来亦不夹杂小便，尿孔渐为干粪撑大，痛苦莫可名言，大肠竟废而不用。是时吴郡名医王叶薛诸公皆在，遍求之，皆不能疗。吾师断其次年三月死，当届期，人已羸瘵不堪，然犹能饮食，二便之迭从阳具出者，反习以为常，痛苦亦减，似可未死。忽一日，小便顿闭，大便仍来，闭三日，而小便从鼻孔涌出，其色黑，立死，似与喻案病机仿佛。予近日治一舟人蛔虫从阳具出，蛔活，有一折叠而出者，痛不可言，三日出蛔五条，从此阴吹甚喧，投以补中益气汤，得愈。

百合病

石顽治内翰孟端士尊堂，因久不见其子，兼闻有病，遂虚火上升，自汗不止，心神恍惚，欲食不能食，欲卧不能卧，口苦小便难，溺则洒淅头晕，已及一岁。历更诸医，每用一药，辄增一病，用白术则窒塞胀满，用橘皮则喘息怔忡，用远志则烦扰哄热，用木香则腹热咽干，用黄芪则迷闷不食，用枳壳则喘咳气乏，用门冬则小便不禁，用肉桂则颅胀咳逆，用补骨脂则后重燥急，用知、柏则小腹枯瘪，用芩、栀则脐下引急，用香薷则耳鸣目眩，时时欲人扶掖而走，用大黄则脐下筑筑，少腹愈觉收引。遂致畏药如蝎，惟日用人参钱许，入粥饮和服，聊借支撑。交春虚火倍剧，火气一升，则周身大汗，神气骎骎欲脱。惟倦极少寐，则汗不出而神思稍宁，觉后少顷，火气复升，汗亦随至，较之盗汗迥殊。直至仲春，邀石顽诊之，其脉微数，而左尺与左寸倍于他部，气口按之似有似无，诊后款述从前所患，并用药转剧之由，曾遍省吴下诸名医，无一能识其为何病者。石顽曰：此本平时思虑伤脾，脾阴受困，而厥阳之火，尽归于心，扰其百脉致病，病名百合。此证惟仲景《金匮要略》言之甚详，本文原云诸药不能治，所以每服一药辄增一病，惟百合地黄汤为之专药。奈病久中气亏乏逮尽，复经药误而成坏病。姑先用生脉散加百合、茯神、龙齿以安其神，稍兼萸、连以折其势。数剂稍安，即令勿药以养胃气，但令日用鲜百合煮汤服之，交秋天气下降，火气渐伏，可保无虞。迨后仲秋，端士请假归省，欣然勿药而康。后因劳心思虑，其火复有升动之意，或令服左金丸而安。嗣后稍觉火炎，即服前丸。第苦燥之性，苦先入心，兼之辛燥入肝，久服不无反从火化之虞，平治权衡之要，可不预为顾虑乎。

震按： 百合病载于《金匮》，原云百脉一宗，悉致其病，钱塘李珉臣归重心肺二经，以心主血脉，肺朝百脉也。此言与百合地黄汤恰合，今观孟夫人案，实由思子郁结，病在心肝，大半似百合病形，石顽遂附会之耳。然不用《金匮》成方，可云老手，若日饮百合汤，何关得失耶。

诸虫

一人在姻家过饮醉甚，送宿花轩，夜半酒渴，欲水不得，遂口吸石槽中水碗许，天明视之，槽中俱是小红虫，心陡然而惊，郁郁不散，心中如有蛆物，胃脘便觉闭塞，日想月疑，渐成痿膈，遍医不愈。吴球往视之，知其病生于疑也。用结线红色者，分开剪断如蛆状。用巴豆二粒，同饭捣烂，入红线丸十数丸，令病人暗室内服之。又于宿盆内放水，须臾欲泻，令病人坐盆，泻出前物，荡漾如蛆。然后开窗令亲视之，其病从此解，调理半月而愈。

震按： 吴公之法巧矣。然再佐以杀虫药同丸，亦无不可。

汪石山治一人，形长而瘦，色白而脆，年三十余，得奇疾，遍身淫淫循行如虫，或从左脚腿起，渐次而上至头，复下于右脚，自觉虫行有声之状。召医诊视，多不识为何病。汪诊其脉，浮小而濡，按之不足。兼察形视色，知其为虚证矣。《伤寒论》曰：身如虫行，汗多亡阳也。遂仿此例，而用补中益气汤，多加参、芪，以酒炒黄柏五分佐之，服至三十帖，遂愈。

[附] 一人遍身皮底，浑浑如波浪声，痒不可忍，抓之血出不止，名气奔。用人参、苦杖、青盐、细辛各一两，水煎服之愈。

中毒

一人服水银僵死，微有喘息，肢体如冰。闻葛可久能治奇疾，求之。可久视之，曰：得白金二百两，可治。病家谢以贫不能重酬，可久笑曰：欲得白金煮汤，热浴其体耳。因向富家借得之，且嘱之曰：浴时如手足动，当来告我。有顷，手足引动，往告之。复谓曰：眼动及能起坐，悉来告我。一如其言，乃取川椒二斤，置溲桶中，坐病人于椒上，久之病脱去，其水银已入椒矣。盖金汤能动水银而不滞，川椒能来水银而聚之。《酉阳杂俎》云：椒可以来水银，葛公之学博矣。

误吞金铁

王氏子甫周岁，其母以一铁钉与之玩弄，不觉纳之口中，吞入喉间。其父号呼求救，景岳往视之，但见其母倒提儿足以冀其出，口鼻皆血，危剧之甚。因晓之曰：若有倒悬可以出钉而能无伤命者哉？因速令抱正，遂闻啼声，此盖钉已下咽，不在喉矣。其父曰：娇嫩之脏，安能堪此。哀求甚切，张实计无所出，姑取《本草一玩》觇启其机。见所载曰：铁畏朴硝。遂得一计，乃用活磁石一钱、朴硝二钱，并研为末，以熬熟猪油加蜜和调，与之吞尽。是夜三鼓，忽解下一物，大如芋子，莹如莼菜，润滑无棱，药护其外。拨而视之，则钉在其中矣。系京中钉鞋所用蘑菇钉也。盖硝非磁石不能使药附钉，磁石非硝不能逐钉速出，非油则无以润，非蜜则未必吞，合是四者，则着者着，逐者逐，润者润，同功合力，裹护而出矣。

卷七

头痛

罗谦甫治柏参谋，六十一岁，初患头昏闷微痛，医作伤寒治，汗后其痛弥笃，再汗之，不堪其痛矣。易医用药，大都相近，甚至痛不能卧，且恶风寒，不喜饮食。罗诊之，六脉弦细而微，气短促，懒言语。《内经》云：春气者，病在头。今年高气弱，清气不能上升头面，故昏闷耳。且此证本无表邪，汗之过多，则清阳之气愈亏，不能上荣，亦不得外固，所以头痛楚而恶风寒，气短弱而憎饮食。以黄耆一钱五分，人参一钱，炙甘草七分，白术、陈皮、归、芍各五分，升、柴各三分，细辛、川芎、蔓荆子各二分，名之曰顺气和中汤，食后进之，一饮而病减，再饮而病却。

心脾痛

滑伯仁治一妇人，盛暑洞泄，厥逆恶寒，胃脘当心而痛，自腹引胁，转为滞下，呕哕不食。医以中暑霍乱疗之，益剧。脉三部俱微短沉弱，不应呼吸。曰：此阴寒极矣。不亟温之，则无生理。《内经》虽曰：用热远热。又曰：有假其气，则无禁也。于是以姜、附温药，服之七日，诸证悉去。再以丸药除其滞下而安。

一妇人胃脘痛，勺水不入，寒热往来。或从火治，用芩、连、栀、柏；或从寒治，用姜、桂、茱萸。展转月余，形体羸瘦，六脉弦数，几于毙矣。高鼓峰曰：此肝痛也，非胃脘也。其病起于郁结生火，阴血受伤，肝肾枯干，燥迫成痛，医复投以苦寒辛热之剂，胃脘重伤，其能瘳乎？急以滋肾生肝饮与之，一昼夜，尽三大剂。五鼓熟寐，次日痛定觉饿矣。再用加味归脾汤加麦冬、五味，十余剂而愈。

震按： 江应宿治一男子，心脾痛，六脉弦数。曰：此火郁耳。投姜汁炒黄连、山栀泻火为君，川芎、香附开郁，陈皮、枳壳顺气为臣，反佐以炮姜，从治一服而愈。再与平胃散加姜炒黄连、山栀，神曲糊丸服，永不发。与此案脉同治异，可合参之。尝阅《临证指南》治脘痛，大半是肝邪犯胃，或挟痰，或挟瘀，或兼寒，或兼热，再辨胃之虚实，肝之寒热，而错综参伍以为治。即紫金丹、栝蒌薤半桂枝汤，泻心和枳实、姜汁，异功加归、芍，总皆古法，不立新方。其用石决明、桑寄生、阿胶、生地、杞、苓、石斛等，以养胃汁，即鼓峰滋肾生肝法也。其用苏木、人参、桃仁、归尾、郁金、栀仁、琥珀、茺蔚，以红枣肉丸，即孙东宿治查良川法也。惟缓逐其瘀，用蜣螂、䗪虫、灵脂各一两，桃仁二两，桂枝尖生用五钱，蜀漆炒黑三钱，老韭白根捣汁丸，以虫豸入血搜逐，及诸配合之药为最巧。又阳微浊凝，用炒川椒一钱，泡干姜钱半，炮黑乌、附各三钱，大剂辛热驱寒，不加监制之药为最猛，惟此二方有大力量，然《指南》全部，亦仅数年之医案，岂足概先生之一生。自刊行以来，沾溉后学，被其惠者良多。而恽腹之辈，又借此书易于剿袭，每遇一证，即抄其辞句之精华，及药方之纤巧而平稳者，录以应酬，竟可悬壶。无论大部医书，畏如望洋，即小部医书，亦束之高阁，惟奉《指南》，乐其简便，而不知学之日益浅陋也。嗟乎，岂《指南》误人乎，抑人误《指南》乎。

腹痛

又一妇年五十余，小腹有块，作痛二月余。一医作死血治，与四物加桃仁等药，不效；又以五灵脂、延胡索、乳香、没药、三棱、莪术等丸服，又不效。其六脉沉伏，两尺脉绝无。虞曰：乃结粪在下焦作痛耳，非死血也。用金城稻藁，烧灰淋浓汁一盏服之。过一时许，与枳实导滞丸一百粒催之，下黑粪如梅核者碗许，痛遂止。后以生血润肠之药十数帖，调理平安。

震按：尺脉沉实，则为下焦结粪，今两尺绝无而断结粪，又见取脉之巧，非出一途。若死血则脉必涩，前已历载多案矣。

薛立斋治太守朱阳山，因怒，腹痛作泻，或两胁作胀，或胸乳作痛，或寒热往来，或小便不利，饮食不入，呕吐痰涎，神思不清。此肝木乘脾土。用小柴胡加山栀、炮姜、茯苓、陈皮，合左金。一剂即愈。

震按：立斋治腹痛，凡兼胸胁作胀，呕吐不食，或吞酸嗳腐，或手足厥冷，皆谓肝木乘脾。多用补中益气及六君子，间有吞左金丸者，或香砂六君子加木香、炮姜、吴茱。其载脉皆曰弦紧、弦长，或弦洪、弦数，何均用参、术，不可易辙耶？

腰痛

孙东宿曰：吴东星冒暑应试，落第而怏怏，因成疟。自中秋延至十月，疟虽止而腰痛甚，且白浊咳嗽，肌肉大削。药剂乱投，如大羌活汤、地黄汤，及连、柏、桂、附、参、茸等皆用过，痛剧欲死，叫撼四邻。予脉之，左弦细，右滑大，俱六至。口渴眼赤。予知其昔患杨梅疮，余毒尚伏经络，适因疟后，气血不足，旧毒感动，故痛而暴也。以归、芍、甘草、牛膝、苡仁、木通、白藓皮、钩藤，用土茯苓四两，煎汤代水煎药，数服而痛止嗽缓。乃以酒后犯房，次日腰如束缚，足面亦疼，左眼赤，小水短，足底有火，从两胯直冲其上，痛不可言。予于方去木通、白藓、土茯苓，加石斛、红花、生地、黄柏，调理三日，证无进退。时值祁寒，因大便燥结，误听人用元明粉，一日夜服至两许，便仍不行，而腰痛愈猛，两足挛缩，气息奄奄，面色青惨，自觉危急。诊之，六脉俱伏，痛使然也。予曰：君证虽热，便虽燥，但病不在肠胃，而在经络筋骨间，徒泻肠胃何益？且闭藏之月，误泻则阳气亏乏，来春无发生根本矣。今四肢拘缩，腰胯痛极者，由天寒而经络凝涩也。寒主收敛，法当温散寒邪之标，使痛定，然后复治其本。乃用桂心、杜仲、炙甘草、苍术、破故纸、五加皮，连与二剂，痛定而四肢柔和，饮食始进。予曰：标病已去，顾今严寒，不可治本，须俟春和，为君拔去病根。渠不信，任他医用滋阴降火，久而无效。至次年三月，予乃以煨肾散进，大泻五六度，四肢冰冷，举家大恐。予曰：病从此去矣。改进理脾药数帖，神气始转，腰胯柔和，可下床举步矣。盖此系杨梅疮余毒伏于经络，岂补剂所能去哉！予故先为疏通湿热，方用补剂收功也。后仍以威灵仙末子二钱，入猪腰子内煨熟食之，又泻一二度，病根尽拔。改用熟地、归、芍、苡仁、牛膝、黄柏、丹参、龟板，调理全安。

震按：此案病情反覆，孙公能随其病机曲折以赴之，就所录者已有七次，治法惟始终汇载，方知其中间有效有不效，而终底于效，乃可垂为模范。苟逸其半而存其半，则不知来路之渊源，未明结局之成败，何以评骘其是非乎？因不禁慨然于《临证指南》矣。

鹤膝风

州守张天泽，左膝肿痛，胸膈痞满，饮食少思，时作呕，头眩痰壅，日晡殊倦，用葱熨法，及六君加炮姜，诸证顿退，饮食稍进。用补中益气加蔓荆子，头目清爽，肢体康健。间与大防风汤十余剂，补中益气三十余剂，而消。

一妇人发热口干，月经不调，半载后，肢体倦怠，二膝肿痛，作足三阴血虚火燥治之，用六味地黄丸两月余，形体渐健，饮食渐进，膝肿渐消，半载而痊。

震按：此是立斋医案，虽仅二条，而治法大备。盖鹤膝风乃足三阴经亏损，寒湿乘虚而入，故所用四方，是要药。若欲作脓，或溃后，又宜十全大补汤。

若兼头晕吐痰，小便频数，须佐以八味丸，皆要法也。惟初起时，以葱熨，或雷火针使其内消为妙。又预防法，用艾绒缝入护膝，将大红绢作里面，着肉缚之，昼夜不脱，可免此病。

脚气

张戴人治毗陵马姓，患肾脏风，忽一足发肿如瓠，自腰以下，钜细通为一律，痛不可忍，欲转侧，两人扶之方可动，或欲以铍刀决之。张曰：此肾脏风攻注脚膝也。乃以甘遂一两，木鳖子二个，一雄一雌为末，猵猪腰子二个，批开，药末一钱糁匀，湿纸裹数重，慢火煨熟。五更初细嚼，米饮卜，枳水多则利多，少则利少也。宜软饮将息。若病患一脚，切看左右，如左脚，用左边腰子，右脚，用右边腰子。药末只一钱，辰巳间，下脓水如水晶者数升，即时痛止。再以赤乌散涂贴其膝，方愈。

项彦章治史金宪足病，发则两足如柱，溃黄水，逾月乃已，已辄发，六脉沉缓。沉为里有湿，缓为厥为风。此风湿毒，俗名湿脚气是也。以神芎丸、舟车神佑丸，大下浊水而愈。

震按：此二条，即北方治法也。

咽喉

又治王蓬雀，年出三旬，患喉痹十余日，头面浮大，喉颈粗极，气急声哑，咽肿口疮。痛楚之甚，一婢倚背，坐而不卧者累日矣。及察其脉，则细数微弱之甚。问其言，则声微似不能振者。询其所服之药，则无非芩、连、知、柏之属。此盖以伤阴而起，而复为寒凉所逼，以致寒盛于下，而格阳于上，即水饮之类俱已难入，而尤畏烦热。张曰：危哉，再迟半日，必不救矣。遂与镇阴煎，以冷水顿冷，徐徐使咽之。用毕一煎，过宿而头项肿痛尽消如失。继进五福饮，数剂而起。

震按：古人喉证案无甚佳者，以上数条，亦取其不同者而选之。王蓬雀案治法最佳，然此人能受温补，故一剂即效。亦有投以温补而不效者，即阳证阴脉之死候也。未可谓景岳之法概能活人，余乡有戚许君，初起外感发热，继则左耳门生小疖，溃腐，认为聤耳，敷以药，溃腐不退，通耳肿赤，延及头面皆肿赤，痛极汗大出，身热反得凉，颇能进食，似觉稍安，越三日，忽又发热，左耳前后连头面肿痛更甚，渐神昏谵语。盖因连日出门登厕，复受风邪所致，内外科皆以脉小而数，按之无力，虑其虚陷。余友李昆阳兄至，曰：是为耳游风，非致命之疮，重复冒风，故现险象。外敷以药，内用大剂风药散之，而肿痛与身热俱退。惟神昏谵语不减，两日后，昏谵更甚，汤粥入口即吐，手足厥冷，呃逆不止，势又危极。李以箸抉其口视之，则咽喉腐烂，悬雍赤紫肿大，如茄子下坠，脉仍细数，右手尤软。乃曰：连日不食，胃气大虚，故呕且呃。命以白米三升，大锅煮粥，取锅面团结之粥油与食，遂纳而不吐。复用药搅洗喉间之腐秽，随以石膏四五两，竹叶一大把，煎汤与漱且服，服竟夜，神昏稍醒，呃止厥回。又进大剂芩、莲、白虎、栀、翘等药，数日得愈。此与景岳之案冰炭相反，因思凡为医者，读古人书，断不可执其一说，自以为是也。

牙齿

易思兰治一人患齿病，每遇房劳，或恼怒，齿即俱长，痛不可忍，热汤凉水，俱不得入，发必三五日，苦状难述。竟绝欲，服补阴丸、清胃饮，俱不效。易诊其脉，上二部俱得本体，惟二尺洪数有力，愈按愈坚。乃曰：沉濡而滑者肾脉，洪数有力者心脉，今于肾部见心脉，是所不胜者侮其所胜，乃妻入乘夫，肾中火邪盛矣。清胃饮惟胃脉洪数者为宜，今胃脉平和，清之何益？肾主骨，齿乃骨余，火盛而齿长，补之何益？况有干姜，更非所宜。乃用黄柏三钱，以滋水泄火；青盐一钱为引；升麻一钱，升出肾中火邪。药入口，且漱且咽，服后即觉丹田热气上升，自咽而出，再进二帖，病即全愈。

震按：此案医理讲得最精，由于脉象诊得的真，而更运以巧思，斯发无不中矣。清胃散之庸，诚不足责，即泛用滋阴药，亦难应手。只此三味，铨解甚明，信乎缺一味不可，多一味不必也。余乡有患齿痛数年，诸药不效者，叶天士先生用山萸肉、北五味、女贞子、旱莲草各三钱，淮牛膝、青盐各一钱而全愈，此取酸盐下降，引肾经之火，归宿肾经，可与易公之方，并垂不朽，而其义各别。

卷八

黄疸

至元丙寅六月，时雨霖霪，人多病湿温。真定韩君祥，因劳役过度，渴饮凉茶，及食冷物，遂病头痛，肢节亦疼，身体沉重，胸满不食。自以为外感内伤，用通圣散二服，加身体困甚。医以百解散发其汗，越四日，以小柴胡汤二服，复加烦热躁渴。又六日，以三一承气汤下之，躁渴尤甚。又投白虎加人参、柴胡饮子之类，病愈增。又易医用黄连解毒汤、朱砂膏、至宝丹之类，至十七日后，病势转增，传变身目俱黄，肢体沉重，背恶寒，皮肤冷，心下痞硬，按之则痛，眼涩不欲开，目睛不了了，懒言语，自汗，小便利，大便了而不了。罗诊其脉紧细，按之空虚，两寸脉短不及本位。此证得之因时热而多饮冷，加以寒凉药过度，助水乘心，反来侮土，先因其母，后薄其子。经云：薄所不胜，乘所胜也。时值霖雨，乃寒湿相合，此为阴证发黄明矣。罗以茵陈附子干姜汤主之。《内经》云：寒淫于内，治以甘热，佐以苦辛。湿淫所胜，平以苦热，以淡渗之，以苦燥之。附子、干姜辛甘大热，散其中寒，故以为主；半夏、草豆蔻辛热，白术、陈皮苦甘温，健脾燥湿，故以为臣；生姜辛温以散之，泽泻甘平以渗之，枳实苦微寒，泄其痞满，茵陈苦微寒，其气轻浮，佐以姜、附，能去肤腠间寒湿而退其黄，故为佐使也。煎服一两，前证减半，再服悉去。又与理中汤服之，数日气得平复。或者难曰：发黄皆以为热，今暑隆盛之时，又以热药治之而愈，何也？罗曰：主乎理耳。成无己云：阴疮有二，一者始外伤寒邪，阴经受之，或因食冷物，伤太阴经也；一者始得阳证，以寒治之，寒凉过度，变阳为阴也。今君祥因天令暑热，冷物伤脾，过服寒凉，阴气大胜，阳气欲绝，加以阴雨寒湿相合，发而为黄也，仲景所谓当于寒湿中求之。李思顺云：解之而寒凉过剂，泻之而逐寇伤君，正以此耳。圣贤之制，岂敢越哉！或曰：洁古之学，有自来矣。

震按： 此二案，前系湿热，后系湿寒，病固易辨，而论治论药，悉本《内经》，由其学有根柢也。

缪仲淳曰：太学顾仲恭，遭鼓盆之戚，复患病在床，一医诊视，惊讶而出，谓其旦晚就木。因延予诊之，左手三部俱平和，右手尺寸亦无恙，独关部杳然不见，谛视其形色，虽尪羸，而神气安静。予询之，曾大怒乎？曰然。予曰：此怒则气并于肝，而脾土受邪之证也。经云：大怒则形气绝，而况一部之脉乎？甚不足怪，第脾家有积滞，目中微带黄色，恐成黄疸。两三日后，果遍体发黄。服茵陈利水平肝顺气药，数剂而痊。

震按：《金匮要略》云：病疸当以十八日为期，治之十日以上瘥，反剧者为难治。就余生平所验，分毫不爽。有先因他病而后发黄者，有先发黄而后现他病者，必于半月一月之内退尽其黄，则他病亦可治；设或他病先瘥而黄不能退，至一年半载仍黄者，必复现他病以致死。大抵酒伤，及有郁结，与胃脘痛，皆发黄之根基，而泄泻肿胀不食，乃发黄之末路。若时行病发黄亦多死，谚所谓瘟黄也。惟元气实者，审其为瘀血，为湿热，逐之，清之，得黄退热亦退，乃可无虞。古人医案，俱未有说及久黄者，可为余言之一证。即如此条，关脉不见，亦云数剂而痊，要知因于大怒，偶然不见耳；若并未动怒，关脉连日不见，目中微带黄色，即为脾绝之征，死无疑矣。

痛风

丹溪治一少年，患血痢，用涩药取效，致痛风叫号，此恶血入经络也。血受湿热，久必凝浊，所下未尽，留滞隧道，所以作痛，久则必成枯细。与四物汤加桃仁、红花、牛膝、黄芩、陈皮、生甘草，煎入生姜汁研潜行散，入少酒饮之数十帖，又刺委中，出黑血三合而安。

震按：此是痢后痛风，其法至今传用，但因涩药留滞湿热以成瘀血，故用此方。倘又有别因者，不得以此概论。

一人贫劳，秋深浑身发热，手足皆疼如煅，昼轻夜重，服风药愈痛，气药不效，脉涩而数，右甚于左，饮食如常，形瘦如削。盖大痛而瘦，非病致也。用苍术、酒黄柏各一钱五分，生附一片，生甘草三分，麻黄五分，研桃仁九个，煎入姜汁令辣。热服四帖，去附，加牛膝一钱。八帖后气喘促不得眠，痛略减。意其血虚，因多服麻黄，阳虚被发动而上奔，当补血镇坠，以酸收之。遂以四物汤减川芎，倍芍药，加人参二钱，五味子十二粒，与二帖定。三日后，数脉减大半，涩如旧，仍痛。以四物加牛膝、参、术、桃仁、陈皮、甘草、槟榔，生姜三片，五十帖而安。后因负重复痛，再与前药加黄耆三分，又二十帖愈。

震按：身发热，疼如煅，脉涩而数，右甚于左，应属血虚有热，所谓热痹证也。宜用生地、龟板、天冬、黄柏、丹皮、黑栀、秦艽、防己、牛膝、红花、银花、木通等药可愈，或仲景栀子柏皮汤大剂与之亦佳，若二妙之苍术，已不相宜。附子一片何用，麻黄五分太过。至因多服麻黄，虚阳上升而喘，议与酸收是矣。遽用人参二钱，窃恐痹痛转增。然云喘定数脉大减，异哉！或者脉数无力耶，则前之麻黄已误，后之桃仁、槟榔，义又何居？予素服膺丹溪，此则不敢阿其所好也。再阅下案，讲究病因，传变道理，真不可及矣。

汪石山治一妇，年逾五十，左脚膝挛痛，不能履地，夜甚于昼，小腹亦或作痛，诊其脉浮细缓弱，按之无力，尺脉尤甚，病属血衰，遂以四物汤加牛膝、红花、黄柏、乌药，连进十余帖而安。

震按：石山亦长于补，如此案之脉，人尽知其宜补矣。投以此方，恐病深药浅，岂能十余剂而安乎。

积块

喻嘉言治袁聚东，年二十岁，生痞块，日进化坚削痞之药，渐至毛瘁肉脱，面黧发卷，殆无生理，喻视之，少腹脐旁三块，坚硬如石，以手抚之，痛不可忍，其脉两尺洪盛，余俱微细。谓曰：此由见块医块，不究其源而误治也。初起时块必不坚，以峻猛之药攻至，真气内乱，转护邪气为害，如人厮打，纽结一团，迸紧不散，其实全是空气聚成，非如女子月经凝而不行，即成血块之比，观两尺脉洪盛，明是肾气传于膀胱，因服破气药多，膀胱之气不能传前后二便而出，乃结为石块耳。治法须内收肾气，外散膀胱之气，以解其厮结，三剂可愈也。先以理中汤加附子五分，块即减十之三。再用桂、附大剂，腹中气响甚喧，三块一时顿没。然有后虑者，肾气之收藏未固，膀胱之气化未旺，倘犯房室，块必再作。乃用补肾药加桂、附，多加河车为丸，取其以胞补胞而助膀胱之化源也。服之后，方不畏寒，腰围渐大，年余且得子。

震按：此人克伐太过，换以温补，未足为奇，惟两尺脉洪盛，非此诠解，谁不面墙。至于桂、附、河车，同补肾药为善后计，则与肾气传膀胱之论紧切不泛，非通套治痞成法可比。

阴吹

张路玉治一仆人之妇，经闭三月，少腹痛贯彻心，而阴吹不已。与失笑散一服，瘀血大下，遂不复作。

又治一贵妇，小产后寒热腹痛，亦病阴吹。与山楂炭熬焦黑糖为丸，用伏龙肝煮水澄清，煎独参汤送三钱。一服结粪大下，再进瘀血续行而愈。始悟猪膏发煎，实为逐瘀而设也。

［**附**］一妇人阴肿坚硬，用枳实八两碎，炒令热，故帛裹熨，冷则易之。

卷九

女科

经水

东垣治一妇，年三十余，每洗浴后，必用冷水淋身。又尝大惊，遂患经来时，必先小腹大痛，口吐涎水。经行后，又吐水三日，其痛又倍。至六七日，经水止时方住。百药不效。诊其脉，寸滑大而弦，关尺皆弦大急，尺小于关，关小于寸，所谓前大后小也。遂用香附三两，半夏二两，茯苓、黄芩各一两五钱，枳实、延胡、丹皮、人参、当归、白术、桃仁各一两，黄连七钱，川楝、远志、甘草各五钱，桂三钱，吴茱萸一钱五分，分十五帖，入姜汁两蚬壳，热服之。后用热汤洗浴，得微汗乃已。忌当风坐卧，手足见水，并忌吃生冷。服三十帖全愈。半年后，因惊忧，其病复举，腰腹时痛，小便淋痛，心惕惕惊悸。意其表已解，病独在里。先为灸少冲、劳宫、昆仑、三阴交，止悸定痛。次用桃仁承气汤大下之，下后用醋香附三两，醋蓬术、当归身各一两五钱，醋三棱、延胡索、醋大黄、醋青皮、青木香、茴香、滑石、木通、桃仁各一两，乌药、甘草、砂仁、槟榔、苦楝各五钱，木香、吴茱萸各二钱，分作二十帖，入新取牛膝湿者二钱，生姜五片，用荷叶汤煎服愈。

震按：冷水淋身致病，似宜温经散寒。后因惊忧复病，似宜调气安神。乃前则寒药多于热药，继则灸心与心胞络膀胱及脾之穴，即能止悸定痛，痛已定而复用桃仁承气大下之，立法甚奇。且前用参，后不用参，而大下之后又用棱、术、桃、黄、青、槟等二十帖，几如国手下子，不可思议，诚非明季清初诸医所能及也。

立斋曰：一妇性急，每怒非太阳、耳、项、喉、齿、胸乳作痛，则胸满吞酸，吐泻少食，经行不止。此皆肝火之证，肝自病则外证见，土受克则内证作。余先以四物加白术、茯苓、柴胡、炒栀、炒龙胆，清肝养血；次用四君子加柴胡、芍药、神曲，合左金以培土制肝，渐愈。惟月经不止，是血分有热，脾气尚虚。以逍遥散倍用白术、茯苓、陈皮，又以补中益气加酒炒芍药，兼服而安。

一妇人月经不调，晡热内热，饮食少思，肌体消瘦，小便频数，服济阴丸，月经不行，四肢浮肿，小便不通。曰：此血分也。朝用椒仁丸，夕用归脾汤，渐愈，乃以人参丸代椒仁丸，两月余将愈，专用归脾汤五十余剂而痊。

一厉妇月经不调，小便短少，或用清热分利之剂，小便不利三月余，身面浮肿，月经不通。曰：此水分也。遂朝用葶苈丸，夕用归脾汤，渐愈，乃用人参丸间服而愈。以上二证，作脾虚水气，用分利等药而殁者多矣。

震按：立斋治病，善于温补，若攻伐之药，非其所长。今此三案，首案是其本色，后二案全宗陈氏良方治法，其椒仁丸中有芫花、蚖青、斑蝥、信砒峻毒之品，竟毅然用之，虽兼佐归脾汤，而毒药力猛，甚为担险，即葶苈人参二丸，亦非轻剂。乃二病皆痊，譬之名将，或攻或守，或奇或正，总操必胜之着，虽履险而如夷也。

崩漏

[附] 高鼓峰治一产后恶露不尽，至六七日，鲜血奔注，发热口渴，胁痛狂叫，饮食不进。用养血及清肝行血药，无一效。高诊其脉，洪大而数。乃曰：此恶露未尽，留泊血海。凡新化之血，皆迷失故道，不去蓄利瘀，则以妄为常，曷以御之？用醋制大黄一两，生地一两，桃仁泥五钱，干漆三钱，浓煎饮之。或曰：产后大虚，药毋过峻否？高曰：去者自去，生者自生，何虚之有？服后下黑血块数升，诸病如失，再用补中益气调理而痊。

震按：此二案，若合符节，要皆实证也。实证易治，一攻即愈；虚证难医，屡补无功。经云：不能治其虚，何问其余？以见能治虚者，自无难题矣。夫治虚用补，通套之法也。审其脏腑经络奇经，虚在何处，有无寒热湿风之兼挟，细细分别，尚或效或不效，其效者为能治，不效者仍为不能治也。寒热湿风，古人皆有成方，而风之一字，今多忽略。《内经》云：卒风暴至，则经水波涌而陇起，原与天暑地热，经水沸溢，对待为言，故古人治风入胞门，有一味防风丸、举卿古拜散等方。若肝风内动，则未之及。肝属风木，主藏血，因怒因郁，皆致斯病，须以逍遥散、虎潜丸、乌梅丸、补肝汤，斟酌加减。盖即肝风动血，又有挟寒、挟热、挟瘀之分，人参、熟地、阿胶、黄连、地榆、桂、附、桃仁、柏子仁、三七、郁金等，可凭脉证参入，总在临机权变，不得只以虚目之也。

带下

孙东宿治吴太夫人，年六十余，久患白带，历治不效，变为白崩。诊得右寸滑，左寸短弱，两关濡，两尺皆软弱。孙曰：据脉心肾俱不足，而中焦有湿，今白物下多，气血日败，法当燥脾，兼补心肾。乃制既济丹，用鹿角霜、当归、茯苓各二两，石菖蒲、远志各一两五钱，龙骨、白石脂各一两，益智仁五钱，山药糊丸，空心服以补心肾。又制断下丸，用头二蚕沙炒三两，黄荆子炒二两，海螵蛸磨去黑甲、樗根白皮各一两，面糊丸，午后服，以燥中宫之湿，不终剂而愈。

震按：今之妇人，患带下者十居八九。而带下之虚证，亦十居八九。虚证挟肝火，挟湿热者，又十居八九。若不虚而只是肝火与湿热者，仅十之一二而已。故此门集案虽少，其治法大旨，已约略可见。

恶阻

丹溪治一妇，孕两月，呕吐头眩，医以参、术、川芎、陈皮、茯苓服之，愈重。脉弦，左为甚，而且弱。此恶阻病，必怒气所激。问之果然，肝气既逆，又挟胎气，参、术之补，大非所宜。以茯苓汤下抑青丸二十四粒，五服稍安，脉略数，口干苦，食则口酸。意其膈间滞气未尽行，以川芎、陈皮、山栀、生姜、茯苓煎汤，下抑青丸十五粒而愈。但口酸易饥，此肝热未平，以热汤下抑青丸二十粒，至二十日而愈。后两手脉平和，而右甚弱。其胎必堕，此时肝气既平，可用参、术。遂以初方参、术等补之，预防堕胎以后之虚。服一月而胎自堕，却得平安矣。

震按：右脉弱而胎必堕，虽投参、术无功，此必丹溪试验数次，故确信不疑。

转胞

丹溪治一妇，年四旬，孕九月，转胞，小便闭三日矣。脚肿形瘁，左脉稍和，而右涩。此必饱食气伤，胎系弱，不能自举而下堕，压膀胱，偏在一边，气急为其所闭，所以水窍不能出也。当补血养气，血气一正，胎系自举。以参、术、归尾、芍药、带白陈皮、炙甘草、半夏、生姜浓煎四帖。任其叫号，次早以四帖渣作一服煎，顿饮探吐之。小便大通，皆黑水。后遂就此方加大腹皮、炒枳壳、青葱叶、砂仁，作二十帖与之，以防产前后之虚。果得平安，产后亦健。

一孕妇七月，小便不通，百医不得利，转加急胀，脉细弱。乃气血虚不能乘载其胎，故胎压膀胱下口，所以溺不能出。用补药升起，恐迟，反加急满。

遂令稳婆以香油抹手入产户，托起其胎，溺出如注，胀急顿解。却以参、耆、升麻大剂服之，或少有急满，再托如前。

江云：不如将孕妇眠于榻上，将榻倒竖起，胎自坠转，其溺溅出，胜于手托多矣。

震按：二案皆用补药，则可知利水破气药之谬。观前案任其叫号，四日方用探吐，后学宜借以壮胆，毋事纷更自误。

难产

庞安常治一妇将产，七日而子不下，百治不效。庞视之，令其家人以汤温其腰腹，自为上下拊摩。孕得觉肠胃微痛，呻吟间生一男子，其家惊喜，而莫知所以。庞曰：儿已出胞，而一手误执母肠，不能复脱，故非符药所能为，吾隔腹扪儿手所在，针其虎口，痛即缩手，所以遽生，无他术也。取儿视之，右手虎口，针痕存焉。

一妇累日产不下，服催生药不效，庞曰：此必坐草太早，心下怀惧，气结而不行，非不顺也。《素问》云：恐则气下。盖恐则精神怯，怯则上焦闭，闭则气逆，逆则下焦胀，气乃不行矣。以紫苏饮一服便产，如妇人六七月子悬者，用此亦往往有效。

震按：苏文忠公有与庞公尺牍，讲杨子云太元经罔真蒙酋冥之义而云。安常博极群书，善穷物理，常为仆思之，其推重如此，观此二案，益信名不虚传。

产后诸证

头痛

郭茂恂嫂金华君，产七日，不食，始言头痛，头痛已，又心痛作，既而目睛痛，如割如刺，更作更止，相去无瞬息间。每头痛甚，欲取大石压，良久渐定。心痛作，则以十指抓臂，血流满掌，痛定目复痛，又以两手自剜取之，如是十日不已。众医无计，进黑龙丹半粒，疾少间。中夜再服，乃瞑目寝如平时。至清晨下一行，约三升许，如蝗虫子。三夜减半，已刻又行如前，则顿愈矣。

武叔卿曰：此虫咬痛，不如用杀虫药，更神效。

震按：此证情形，定当作瘀血治，亦有因痰而痛者，不如是之剧，因虫则自此案始。

中风

立斋治一产后中风，口眼㖞斜，四肢逆冷，自汗泄泻，肠鸣腹痛。用六君子加姜、附各五钱，不应。以参、附各一两，始应。良久不服，仍肠鸣腹痛，复灸关元穴百余壮，及服十全大补方效。

震按：此种治法，惟薛公能之。若今人用参、附至四五钱不应，惟束手待毙耳。但不载脉象若何，想诸虚寒证毕现，其脉之大小迟数不足计耶？

痉

《夷坚志》曰：杜壬治郝质子妇，产四日，瘛疭戴眼，弓背反张。壬以为痉病，与大豆紫汤、独活汤而愈。政和间，予妻房分娩，犹在蓐中忽作此证，头足反接，相去几二尺，家人惊骇，以数婢强拗之不直。适记所云：而药囊有独活，乃急为之，召医未至，连进三剂，遂能直，医至即愈矣。更不须用大豆紫汤，古人处方，神验屡矣。

一产妇牙关紧急，腰背反张，四肢抽搐，两目连札。立斋以为去血过多，元气亏损，阴火炽盛，用十全大补加炮姜，一剂而苏，又数剂而安。

魏云：立斋治瘛疭以大温补，前条治风，想瘛疭有微甚之不同耳。

震按：不必分微甚，但须审地方及时令。若薛案明云去血过多，必无用独活之理矣。

发热、谵语、昏瞀

滑伯仁治一产妇恶露不行，脐腹痛，头疼身寒热。众皆以为感寒，温以姜、附，益大热，手足搐搦，谵语目窜。诊其脉弦而洪数，面赤目闭，语喃喃不可辨，舌黑如炱，燥无津润，胸腹按之不胜手。盖燥剂搏其血，内热而风生，血蓄而为痛也。曰：此产后热入血室，因而生风。即先为清热降火，治风凉血。两服颇爽，继以琥珀、牛黄等，稍解人事。从以张从正三和散，行血破瘀，三四服，恶露大下如初，时产已十日矣。于是诸证悉平。

卷十

外科

震于疡科、幼科，素所未谙，故不敢选。今择其与内科有关涉者，略采数条，以作邻壁之余光。

痱痤

孙东宿治查景川，遍身痱痤，红而掀痒。诸人以蒺藜、荆芥、升麻、葛根、元参、甘草、石斛、酒芩与之，不愈；又谓为风热，以元参、蝉蜕、羌、防、赤芍、甘草、生地、当归、升麻、连翘、苍耳子服之，饮食顿减，遍身发疮，痛痒不可言。孙诊之，两手脉俱缓弱，以六君子汤去半夏，加扁豆、砂仁、苡仁、山药、藿香、黄耆，一服而饮食进，四帖而痛痒除，十帖疮疥如脱。

瘰疬

杨乘六治下昂俞文遇患瘰疬，左右大小十余枚，坚硬如石，颈项肿大，不能转侧，兼吐血、咳嗽、梦遗、泄精等证，服药半年，皆滋阴泻火，固精伐肝之剂，遂致痰咳不绝，梦泄不止，竟成弱证。邀杨视之，见其性情慷慨，有豪爽气，且操心精细，多思虑，刚果躁直。知其致病之原，由于肝胆用事，恼怒居多，以致肝胆先病，而延及心脾者也。其痰咳不绝者，肝气虚逆，痰随气上也。梦泄不止者，肝经气血亏损，疏泄失职也。瘰疬肿大，坚硬不能消散者，肝经气血虚滞，郁结不舒也。诊其脉，弦劲中兼见躁动，而左手关尺独紧细如刀，口舌青色，嫩而胖且滑。乃以养营汤倍肉桂主之，服至月余，内外各证，俱有痊意。遂以前方作丸，佐归脾、养心两方，随证消息，守服三月，诸证悉除，而左右瘰疬俱消。

肺痈

王宇泰治一妇，感冒风寒，或用发表之剂，反咳嗽喘急，饮食少思，胸膈不利，大便不通，右寸关脉浮数，欲用通利之剂。王曰：此因脾土亏损，不能生肺金，若更利之，复耗津液，必患肺痈矣。不信，仍利之，虚证悉至，果吐脓。乃朝用益气汤，夕用桔梗汤，各数帖。又朝用益气汤，夕用十全大补汤，各五十帖。全愈。

胃痈

石顽治谈仲安，体肥善饮，初夏患壮热呕逆，胸膈左畔隐痛，手不可拊，便溺涩数，舌上胎滑，食后痛呕稠痰，渐见血水，脉来涩涩不调。与凉膈散加石斛、连翘，下稠腻颇多。先是疡医作肺痈治，不效。张曰：肺痈必咳嗽，吐腥秽痰，此但呕不嗽，泂为胃病无疑。下后四五日，复呕如前，再以小剂调之，三下而势甫平，后以保元、苓、橘，平调二十日而痊。先时有李姓者患此，专以清热豁痰解毒为务，直至膈畔溃腐，脓水淋漓，缠绵匝月而毙，良因见机不早，直至败坏，悔无及矣。

乳疡

薛立斋治一儒者，两乳患肿，服连翘饮，加坚硬，食少内热，胸肋作痛，日晡头疼，小便赤涩。此足三阴虚而兼郁怒，前药复损脾肺。先用六君加芎、归、柴、栀四十余剂，元气复而自溃，乃作痛恶寒，此气血虚也。用十全大补、六味地黄而愈。

一妇人内热胁胀，两乳不时作痛，口内不时辛辣，若卧而起急则脐下牵痛，此带脉为患。用小柴胡汤加青皮、黄连、山栀，二剂而愈。

一妇人久郁，右乳内肿硬，用八珍汤加远志、贝母、柴胡、青皮，及隔蒜灸，兼服神效栝蒌散，两月余而消。一妇人禀实性躁，怀抱久郁，左乳内结一核，按之微痛，以连翘饮子二十余剂，少退；更以八珍加青皮、香附、桔梗、贝母，二十余剂而消。

一妇人发热作渴，至夜尤甚，两乳忽肿，肝脉洪数，乃热入血室也。用加味小柴胡汤，热止肿消。

幼科

胎毒

一子年十六，生七个月，得淋病，五七日必一作，其发则大痛。水道方行，下如漆和粟者一盏方定，脉之轻则涩，重则弦，视其形瘦而长，青而苍。意其父必服固下部药，遗热在胎，留于子之命门而然。遂以紫雪和黄柏末丸梧子大，晒极干，汤下百丸。半日，又下二百丸，食压之。又半日，痛大作，连腰腹水道，乃行下漆和粟者碗许，痛减十之八。后与陈皮一两，桔梗、木通各五钱，又下合许而安。父得燥热，尚能病子，况母得之者乎？

喘

景岳曰：予仲儿生未两周，初秋感寒发热，脉微紧。素知其脏气属阴，不敢清解。以芎、苏、羌、芷、细辛、生姜之属，冀散其寒。一剂下咽，不惟热不退而反大泻作，连泻二日，又加气喘。斯时也，将谓其寒气盛耶，何以用温药而反泻？将谓其火刑金耶，岂以清泻连日而尚堪寒凉？将谓其表邪之未除耶，则何以不利于疏散？束手无策，且见其表里俱剧，大喘垂危。又岂浅易之剂所能挽回，沉思良久，渐有所得。乃用人参二钱，生姜五片，煎汤，以茶匙挑与二三匙，即怀之而旋走室中，徐察其呼吸之进退，喘虽未减，亦不见增。又与三四匙，少顷，则觉其鼻息似乎少舒。遂与半小钟，更觉有应。自午及酉，完此一剂。适一医至，曰误矣。大喘如此，岂可用参，速以抱龙丸解之。余不听，复煎人参二钱五分，自酉至子尽其剂，剂完而气息遂平，酣酣大睡，泻亦止而热亦退矣。所以知其然者，观其因泻反喘，岂非中虚？设有实邪，自当喘随泻减，是可辨也。向使误听彼医，易以清利，中气一脱，即当置之死地，必仍咎余之误用参也。孰是孰非，何从辨哉！

吐泻

立斋治一小儿，每饮食失节，或外惊所忤，即吐泻发搐，服镇惊化痰等药而愈。后发搐益甚，饮食不进，虽参、术之剂，到口即呕。乃用白术和土炒黄，以米泔煎数沸，不时灌半匙，仍呕，次日灌之微呕，渐加至二三匙，递加至半杯，不呕，乃浓煎服而愈。

嗜卧

吕沧洲治一幼女，病嗜卧，颊赤而身不热，诸医皆以为慢惊风，屡进攻风之剂，兼旬不愈。吕切其脉，右关独滑而数，他部大小等而和。因告之曰：女无病，关滑为宿食，意乳母致之，乳母必嗜酒，酒后辄乳，故令女醉，非风也。及诘其内子，内子曰：乳母近掌酒库钥，窃饮必尽意。使人视之，卧内有数空罍，乃拘其钥，饮以枳椇子、葛花，日二三服，而起如常。

痫

立斋治一小儿，患痫，吐痰困倦，半晌而苏，诸药不效，年至十三而频发，用肥厚紫河车，生研烂，入人参、当归末捣丸，每服二钱，日进三五服，乳送下，一月渐愈。又佐以八珍汤，痊愈。

又一儿七岁，发惊痫，令其恣饮人乳，后发渐疏而轻。至十四岁，复发，用乳不效，亦用河车丸数具而愈。常用加减八味丸而安。后至二十三岁，复发而手足厥冷，仍用前法，佐以八味丸、十全大补汤而痊。

又治数小儿，皆以补中益气、六君子、六味、八味等，汤丸相间用之，皆得痊愈。

瘈疭

江应宿治一富家儿，病手足瘈疭，延至二十余日转笃。江后至，曰：此气虚也，当大补之。以参、术、归、耆、茯、芍、黄连、半夏、甘草，佐以肉桂，助参、耆之功，补脾泻肝，一饮遂觉少定，数服而愈。所以知儿病者，左脉滑大，右脉沉弱，似有似无；右手主于气，故曰气分大虚。经所谓土极似木，亢则害，承乃制，脾虚为肝所侮而风生焉。证似乎风，治风无风可治，治惊无惊可疗，治痰无痰可行，主治之法，所谓气行而痰自消，血荣而风自灭矣。见肝之病，知肝当传脾，故先实其脾土，治其未病，否则成慢脾风而危殆矣。

癖积

刘仲安治一儿，病癖积，左胁下硬如覆手，肚大青筋，发热肌瘦，自汗咳嗽，日晡尤甚，牙疳，口臭恶，宣露出血，四肢困倦，饮食减少，病甚危笃，先与沉香海金砂丸，一服，下秽物两三行。次日，合塌气丸服之。十日，复与沉香海金砂丸利之，又令服塌气丸，如此互换。服至月余，其癖减半，百日良愈。

明宗室富顺王一孙，嗜灯花，但闻其气，即哭索不已。时珍诊之，曰：此癖也。以杀虫治癖之药丸服，一料而愈。

震按：沉香海金砂丸乃牵牛头末一两，海金砂一钱，沉香、轻粉各一钱，独囊蒜研泥丸之。木香塌气丸乃陈皮去白、萝卜子炒各五钱，草豆蔻、胡椒、木香、青皮各三钱，蝎尾去毒二钱五分，水法丸。所服丸数皆三十丸，多至四五十丸，出《东垣十书》。

疳积

江应宿见丁氏儿医，治疳积腹大脚小，翳膜遮睛者，用大虾蟆十数个，打死，置小口缸内，取粪蛆不拘多少，粪清浸养，盛夏三日，春末秋后四五日，以食尽虾蟆为度。为粗麻布袋一方，扎住缸口，倒置活水中，令吐出污秽净，再取新瓦烧红，置蛆于上，烙干，令病儿食之，每服一二钱，后服参苓白术散而愈。若儿稍大见疑，用炒熟大麦面和少虫作饼或丸，看儿大小壮弱，无不验者。

却病求嗣六要

一、积德

凡人有病或无嗣，虽由命数，然积德行仁亦能挽回造化。福善祸淫，天道不爽也。《太上感应篇》《帝君阴骘文》遵行者，历有成验，故知求寿求嗣，此为最上法门。

二、放生

天地之大德曰生，好生者，天亦好之，乃种子延龄秘诀也。但须真发慈悲，不论发之大小贵贱，随在设法救济，方有功德，牛犬有功于人，尤宜戒杀戒食。医书载，疫疠之年，凡不食牛犬者，疫不能染，即染亦易愈。余留心试验果然。此外卫生者，在所必戒，不徒报应可畏也。病家好祷，其风已久，但广杀牲牢，徒增罪孽，恐淫祀无福，正神不享也。曷若将此项费，行几件济人利物之事，而以素斋祀不亦可乎？

三、寡欲

人身以身为根本，谚曰：服药千朝，不如独宿一宵。又云：寡欲多男子。皆言保养之妙也。凡人先天厚者，虽斫丧不致大害，然精元既薄，生子必弱而夭，是贻害于子孙矣。若先天本薄而再行斫丧，无不害及身者。故曰淫声美色，破骨之斧锯也，可不畏欤？童年凿窍太早，则五脏有不满之处，异日有难名之疾。此在为父师者教戒防护之。奸人妻女，为万恶之首，减算削禄所不待言。世有忠厚善人而身后不昌，高才文士而终生潦倒者，其病皆由于此果报昭然，历有证验。凡我同人，曾犯及者及早回头；未犯者，永防失足可也。春画淫书，动人邪念，欲戒不能，慎勿观之。春药昏人热毒之品，用此以快其淫心者，多致失血、痨瘵、霉疮、下疳等病，且生子必殇于痘，杀人不异砒鸩，毋为方士所惑。

四、戒怒

凡人性缓不怒者，无病而多寿；性躁多怒者，多病而无寿。且躁怒之人，病根遗于子女，往往成肝气失血等疾，而致夭折，怒之害人甚矣，将何道以戒之？吾夫子云：躬自厚而薄责于人。六祖云：常见己过，不见人非。孙真人云：烦恼现前，以死喻之。易于躁怒者，宜服膺三训。

五、忘忧

忧愁悒郁，最能伤人。而人情必不免之忧有三：曰贫，曰无子，曰死。余谓是皆有命，忧无益也。观了凡先生四训，则知积德以立命，确有证据。苟能勉于为善，后来自有蔗境，戚戚其奚为耶？至于因病而忧，十有八九。夫贪生怖死，人之常情，但四大原从假合，眷属不过空华，勿认此身为久安长住之所，自增系傅也。惟积德者则心性不昧，虽死犹生耳。外此而彭与殇而异哉，何不取《楞严经》颂之。

六、调摄

忧伤心，怒伤肝，思伤脾，恐伤肾，多言伤气，多笑伤脏，均宜戒之。若叫呼争辩，应酬纷沓，苦心作文，强力举重，尤不可。久视伤血，久卧伤气，久坐伤肉，久立伤骨，久行伤筋，均宜节之。独居无事之时，或预料将来，或追悔以往，或为钱财，或为声色，或为意气，种种妄想，缠忧纠结，致生诸病。宜一切恬淡，心清则病自却。避风如避箭，切勿当风睡卧，平居坐处，背后宜遮好，以脑后受风，使人勿寿也。门壁隙中细小贼风，尤能伤人。卧室宜洁，卧床宜高，则湿气不及，鬼吹不干。卧处不可以首近火。衣被过热，或远行汗出者，勿遽脱卸迎风，须清心安息，俟汗止后添减。湿衣汗衣勿着，令发疮疡。背与腹宜加暖，头与胸不宜过暖。夏月勿过食瓜果冰水，并忌冷水洗浴拭身，勿眠中令人扇。冬月不可单寒，亦不可过暖，出汗衣服不可太炙。手足心能引火入内，不可常烘。酒为狂药，极能伤人，且节欲数日，一经大醉，元精即薄，虽交合不能成胎。故昔人以大怒、大欲为害身三大贼也。寒天及岚雾中行，须饮暖酒一二杯以御邪。清晨及饥时，戒饮浓茶，盐物不可点茶，大醉后尤忌过饮茶水。大醉后、大怒后、大劳后，或远行疲乏及饥时，皆不可行房。不可点灯行房，三光之下尤忌。迅雷烈风、大寒大暑、三元五腊，俱戒行房。五月十五子时为天之交合之期，行房者夫妇俱死。冬至前后十日，宜绝欲，以为来春生发之本。腹饥及房劳后，不可近疫病人，能传染。夜卧常习闭口，开则气耗。寝卧不可多言笑，睡侧而屈，觉正而伸，先睡心，后睡目，纵睡不着，勿生烦恼。日食有节，勿过饱，亦勿太饥。饥则进食，尤不可多。食物宁少而频，勿顿而多，贵细嚼缓咽，鱼肉勿令胜谷气。食品不可太多而杂，杂则物性或有相反，变生不测。勿强食，勿强欲，勿以脾胃熟生物、软硬物。食后徐行百步，时饮热茶，并以手按摩腰背胸胁，便无停滞。凡服药，不可杂食肥腻、诸禽兽肉及馒头、葱蒜、瓜菜、生冷滞硬难化之物，产后亦然。若炙煿生脍、自死牲牢、腌臭坚韧、奇异之物，无病者亦宜戒之。病后食物，宜香松清淡，勿早进荤腻。诸病忌食黄瓜、面筋、鹿驴犬马雉鸡肉、蛏、鱼、黄鳝、湿面、海鲜，咳嗽并忌鸡、羊、虾、蟹、酸味、鲜味。失血火证，忌烟、酒、椒、姜。肿胀独忌酱盐。妊娠忌食鲤鱼、鸭子、桑椹、猪血、犬、骡、驴、马、蟹、鳖、鳝鱼、兔、雀、虾蟆、椒、姜、野味、异味。羽毛鳞介之族，有毒者颇多，不能具述，但有异状，与常不同者，即当勿食。再加桃、杏双仁，果未成核及热物以铜器盖，铜生汗滴下者，新锡器或铜器盛水及酒过夜者，祭神肉自动、祭酒自耗者，并皆有毒，宜戒。坐功不得真传，反能致病，惟数息及存想涌泉二法，久行纯熟，妙不可言。咽津、扣齿、擦涌泉及肾俞穴，皆妙。

临证指南医案

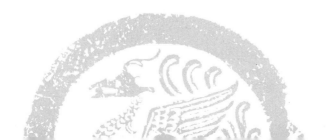

导　读

成书背景

《临证指南医案》为清代著名医家叶桂著，华岫云等人所辑，约成书于乾隆三十一年（1766），收录医案 3000 余则，按证候分为 10 门共 89 个病证。每门附以按语。该书收罗浩富，学术精奥，继承全面，颇多创新，临证经验丰富，按语精当，后又经清代名医徐灵胎评批，是中医学史上具有里程碑式意义的名著。

叶氏临证辨证细致，善抓主证，借鉴前人经验，注重医疗实践，在中医理论和临床实践方面都有新的发展和创见。该书为叶天士学术思想和临床经验的真实记录，当时几乎每位医生案头都恭置一部，奉为临证之圭臬、指迷之金针、渡津之宝筏、济世之慈航、活人之秘典而大行其道。

本书现存主要版本有清乾隆二十九年（1764）本及三十三年（1768）本、清嘉庆八年（1803）本及清道光二十四年（1844）本等。1959 年上海科技出版社曾铅印发行。

作者生平

叶桂（1666—1745），字天士，号香岩，别号南阳先生。江苏吴县（今江苏苏州）人。祖籍安徽歙县，其高祖叶封山自安徽歙县蓝田村迁居苏州。居上津桥畔，故晚年又号上津老人。清代著名医学家，"温病四大家"之一。

叶家世代业医，祖父叶时，甚通医理，父亲叶朝采，益精其术。叶天士自幼耳濡目染，也有志于此道，少时即受家学。叶天士最擅长治疗时疫和痧痘等症，是中国最早发现猩红热的人。其在温病学上的成就尤其突出，是温病学的奠基人之一，首创温病"卫、气、营、血"辨证大纲，为温病的辨证论治开辟了新途径，被尊为温病学派的代表。主要著作有《温热论》《临证指南医案》

《未刻本叶氏医案》等。

叶桂少承家学。祖父叶紫帆（一作子蕃），名时，医德高尚，又是有名的孝子。父亲叶阳生，名朝采，医术更精，读书也多，且喜欢饮酒赋诗和收藏古文物，但不到五十岁就去世了，当时叶桂才十四岁。叶桂十二岁时随父亲学医，父亲去世后，就走江湖，家贫难为生计，便开始行医应诊，同时拜父亲的门人朱某为师，继续学习。

叶桂本来就"神悟绝人"、聪明绝世，加之求知如渴、广采众长，且能融会贯通，因此自然在医术上突飞猛进，不到三十岁就医名远播。除精于家传儿科，在温病一门独具慧眼、富于创造之外，天士可谓无所不通，并在许多方面有其独到的见解和方法。在杂病方面，他补充了李东垣《脾胃论》详于脾而略于胃的不足，提出"胃为阳明之土，非阴柔不肯协和"，主张养胃阴；在妇科方面，阐述了妇人胎前产后、经水适来适断之际所患温病的症候和治疗方法；对中风一症有独到的理论和治法；还提出久病入络的新观点和新方法。如此等等，不一而足。

学术特点

1. 卫气营血辨证

叶天士与张仲景都尊奉《内经》营卫学说，对心肺与营卫的关系上看法一致，只是感受外邪有寒热之分。叶氏在温邪传变过程中，在卫分证借鉴了河间辛凉解表的思想并有独特发挥，在气分、营分、血分的辨证论治及邪留三焦、里结阳明等问题的处理上均受仲景之学的启发，在选方和治法上取法伤寒。

2. 脾胃学说

叶天士从脾胃分治、顾护胃气、脾胃之气资助营卫、存胃阴、通补阳明治法、土虚木乘方面，结合李东垣脾胃思想，最终形成了完备成熟的脾胃学说。在治疗上，胃阳虚治以仲景大半夏汤、附子粳米汤为主；脾阳虚治以附子理中汤、四逆汤；脾虚气陷治以东垣补中益气汤。

3. 络病学说

在络病学说方面，叶氏倡"外感、内伤皆致病，新病、久病皆入络"之说，并提出"久痛入络""络病有虚实之分"。络病的发生具有从经络气血通畅渐至郁、积、瘀等不通畅状态的病变特点，常伴有络脉结构及功能损伤，并有机体逐步萎缩、衰弱的趋势。病程往往较长，有难治、缠绵、易于复发的特征，广泛见于多种内伤杂病。病变的物质基础主要为气、血、津、液等。在络病的治法上以辛味药为主、善用虫蚁搜剔，发挥补虚通络，润药、秽药通络等诸多治法，代表通络方剂包括活血通络方鳖甲煎丸、旋覆花汤；补虚通络方复脉汤、斑龙丸；芳香通络方牛黄丸、至宝丹、紫雪丹等，丰富完善了络病学说。

4. 阳化内风说

在中风理论研究方面，叶天士遥承仲景之学，借鉴刘完素、李东垣、朱丹溪、张景岳等诸家思想，倡"肝阳化风"之说，以仲景复脉汤、黄连阿胶汤、甘麦大枣汤加减化裁，作为滋心、肝、肾三脏之阴的核心用药，强调肝肾阴虚、心营受损都是"肝阳化风"的重要因素。秉承土虚木乘理论，以麦门冬汤、酸枣仁汤加减作为底方，治疗胃阴不足，肝风内动而偏热证。

凡 例

——此案出自数年采辑，随见随录。证候错杂，若欲考一证，难于汇阅，余不揣固陋，稍分门类。但兼证甚多，如虚劳、咳嗽、吐血，本同一证，今各分门，是异而同也；即如咳嗽有虚实、标本、六气之别，今各为一门，是同而异也。如暑湿而兼疟痢，脾胃病而兼呕吐肿胀，凡若此者，不可胜数。欲求分晰，至当不易。余本不业医，且年已古稀，自谢不敏，专俟高明之辈，翻刻改正。

——一证之中有病源各异，如虚劳有阴虚、阳虚、阴阳两虚之不同，若再分门，恐有繁冗之叹。今将阴虚先列于前，继列阳虚，继阴阳两虚，使观者无错杂之憾。余门仿此。

——此案分门类时，已剔去十之二三。今一门之中，小异而大同者尚多，本应再为剔选，但细阅之，小异处却甚有深意，故不敢妄为去取。且如建中汤、麦门冬汤、复脉等汤，稍为加减，治证甚多。若再为删削，不足以见先生信手拈来，头头是道，其用方变化无穷之妙矣。

——每阅前人医案，治贫贱者少。盖医以济人为本，视贫富应同一体。故此案不载称呼，仅刻一姓与年岁。如原案已失记者，则以一某字代之。至于妇女之病，年高者但将一妪字，中年者以一氏字，年少用一女字别之。然有本系妇女，而案中未经注明者甚多，不敢臆度，强为分别。

——医道在乎识证、立法、用方。此为三大关键，一有草率，不堪为司命。往往有证既识矣，却立不出好法者；或法既立矣，却用不出至当不易好方者，此谓学业不全。然三者之中，识证尤为紧要。若法与方，只在平日看书多记，如学者记诵之功。至于识证，须多参古圣先贤之精义，由博反约，临证方能有卓然定见。若识证不明，开口动手便错矣。今观此案，其识证如若洞垣，所用法与方，皆宗前贤，而参以己意，稍为加减之。故案中有并非杜撰之句。余愿业医者，于识证尤当究心，如儒家参悟性理之功，则临证自有把握，然后取此法与方用之，必有左右逢源之妙矣。倘阅是书者，但摭拾其辞句，抄袭其方药，借此行道，为觅利之计，则与余刻是书之一片诚心大相悖矣。幸后之览者，扪心自问，切勿堕落此坑堑。

近日此辈甚多，并有只学其瑕而尽弃其瑜者。

——此案须知看法。就一门而论，当察其病情、病状、脉象各异处，则知病名虽同而源不同矣。此案用何法，彼案另用何法；此法用何方，彼法另用何方，从其错综变化处，细心参玩。更将方中君、臣、佐、使之药，合病源上细细体贴，其古方加减一二味处，尤宜理会。其辨证立法处，用标记志出，则了如指掌矣。切勿草率看过，若但得其皮毛而不得其神髓，终无益也。然看此案，须文理清通之士，具虚心活泼灵机，曾将《灵》《素》及前贤诸书，参究过一番者，方能领会此中意趣。吾知数人之中，仅有一二知音，潜心默契。若初学质鲁之人，未能躐等而进，恐徒费心神耳。

——此案惟缺火症一门。盖火有七情、六气、五志之不同，证候不一，难于汇辑，故竟不分门。至于伤寒，惟太阳初感风寒为甚少，寒既化热之后，种种传变之证，散见诸门者颇多。观者自能会意，勿谓先生长于治杂症，短于治伤寒。观其用仲景诸方，活泼泼地，即可以知其治伤寒之妙矣。

伤寒为万病之首，其六经现症不得混入诸门。独缺此一症，想此老不长于伤寒，故无独开生面之一方也。

——案中治法，如作文之有平浓奇淡，诸法悉备。其用药有极轻清、极平淡者，取效更捷。或疑此法仅可治南方柔弱之质，不能治北方刚劲之体，余谓不然。苟能会悟其理，则药味分量，或可权衡轻重；至于治法，则不可移易。盖先生立法之所在，即理之所在，不遵其法，则治不循理矣。南北之人，强弱虽殊，感病之由则一也。其补泻温凉，岂可废绳墨而出范围之外乎？况姑苏商旅云集，案中岂乏北省之人哉！不必因其轻淡而疑之。或又曰：案虽佳，但未知当时悉能效否。余曰：万事不外乎理，今案中评证，方中议药，咸合于理，据理设施，自必有当。至于效与不效，安得人人而考核之哉。

——案中有未经载明，难于稽考处，如药味份量、炮制、丸方、煎方相混，与所服剂数多寡。若平补之方，竟有连服百剂者；更有一人联用几方者。其间相隔日月远近，并四季时令，俱未注明。惜皆无考，全在观者以意会之可也。

——每门之后，附论一篇者，因治法头绪颇繁，故挈其纲领，稍为叙述之，以使后人观览。又恐业医之辈，文才有浅深，遂约同志，措辞不必高古，观者幸勿因其俚鄙而忽之。

——案中所用丹丸，有一时不能猝办者，如紫雪丹、至宝丹、鳖甲煎丸、玉壶丸等类，若有丰裕好善之家，依方虔诚合就，售与病人，既可积德，亦不至于亏本。

——此案之刻，不过一脔之味耳，本欲再为购求，广刻行世，奈无觅处。倘同志之士，有所珍藏，亦愿公诸于世者，恭俟再商续刻。然此案虽非全璧，实具种种良法，已足启发愚蒙，嘉惠来兹。学者苟能默契其旨，大可砭时医庸俗、肤浅、呆板、偏执、好奇、孟浪、胆怯诸弊，其于医学有功不小。

——凡治诸证，俱有初、中、末三法。如伤寒初起，邪在太阳，则用麻黄、桂枝、青龙等汤；疟证初起，则用小柴胡加减；痢证初起，先用胃苓汤加减；目疾初起，则用柴、薄、荆、防以升散之，此皆初治之大略也。今就所辑之案，大凡治中治末者十居七八，初治者不过十之一二。其故何欤？盖缘先生当年名重一时，延请非易，故病家初起，必先请他医诊视，迨至罔效，始再请先生耳，故初治之案甚少。观是书者，其中先后浅深，层次不可紊乱，须细心审察而行之。

华岫云识

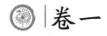卷一

中风

液虚风动

沈四九　脉细而数，细为脏阴之亏，数为营液之耗。上年夏秋病伤，更因冬暖失藏，入春地气升，肝木风动，遂令右肢偏痿，舌本络强言謇，都因根蒂有亏之症。庸俗泄气降痰，发散攻风，再劫真阴，渐渐神惯如寐。倘加昏厥，将何疗治？议用仲景复脉法。

复脉汤去姜、桂。

又，操持经营，神耗精损，遂令阴不上朝，内风动跃，为痹中之象。治痰攻劫温补，阴愈损伤，枯槁日甚，幸以育阴息风小安。今夏热益加发泄，真气更虚。日饵生津益气勿怠，大暑不加变动，再商调理。固本丸去熟地，加五味。

天冬　生地　人参　麦冬　五味

金六九　初起神呆遗溺，老人厥中显然。数月来夜不得寐，是阳气不交于阴。勿谓痰火，专以攻消。乃下虚不纳，议与潜阳。

龟腹甲心　熟地炭　干苁蓉　天冬　生虎胫骨　淮牛膝　炒杞子　黄柏

肝风

肝阴虚

某　内风，乃身中阳气之动变，甘酸之属宜之。

生地　阿胶　牡蛎　炙草　萸肉炭

王　阳挟内风上巅，目昏耳鸣不寐，肝经主病。

熟地炙　炙龟甲　萸肉　五味　磁石　茯苓　旱莲草　女贞子

肝肾阴虚

朱妪　心中热辣，瘄烦不肯寐，皆春令地气主升，肝阳随以上扰。老年五

液交枯，最有痫痉之虑。

生地　阿胶　生白芍　天冬　茯神　小黑稆豆皮

金女　温邪深入营络，热止，膝骨痛甚。盖血液伤极，内风欲沸，所谓剧则瘛疭，痉厥至矣。总是消导苦寒，冀其热止，独不虑胃汁竭、肝风动乎？拟柔药缓络热息风。

复脉汤去参、姜、麻仁，生鳖甲汤煎药。

肝胃阴虚

江　左胁中动跃未平，犹是肝风未息，胃津内乏，无以拥护，此清养阳明最要。盖胃属腑，腑强不受木火来侵，病当自减。与客邪速攻，纯虚重补迥异。

酸枣仁汤去川芎，加人参。

又，诸恙向安，惟左胁中动跃多年，时有气升欲噎之状。肝阴不足，阳震不息，一时不能遽已。今谷食初加，乙癸同治姑缓。

人参　茯神　知母　炙草　朱砂染麦冬

调入金箔。

又，鲜生地　麦冬_{朱砂拌}　竹叶心　知母

冲冷参汤。

怒劳伤肝结疝瘕

沈　年岁壮盛，脘有气瘕，嗳噫震动，气降乃平。流痰未愈，睾丸肿硬。今入夜将寐，少腹气冲至心，竟夕但寤不寐，头眩目花，耳内风雷，四肢麻痹，肌腠如刺如虫行。此属操持怒劳，内损乎肝，致少阳上聚为瘕，厥阴下结为疝。冲脉不静，脉中气逆混扰，气燥热化，风阳交动，营液日耗，变乱种种，总是肝风之害。非攻消温补能治，惟以静养，勿加怒劳，半年可望有成。

阿胶　细生地　天冬　茯神　陈小麦　南枣肉

风阳扰胃

曹氏　离愁菀结，都系情志中自病。恰逢冬温，阳气不潜。初交春令，阳已勃然。变化内风，游行扰络。阳但上冒，阴不下吸，清窍为蒙，状如中厥，舌暗不言。刘河间谓将息失宜，火盛水衰，风自内起，其实阴虚阳亢为病也。既不按法论病设治，至惊蛰雷鸣，身即汗泄，春分气暖，而昼夜寤不肯寐，甚至焦烦，迥异于平时，何一非阳气独激使然耶？夫肝风内扰，阳明最当其冲犯，病中暴食，以内风消烁，求助于食。今胃脉不复，气愈不振，不司束筋骨以利

机关，致鼻准光亮，肌肉浮肿。考古人虚风，首推侯氏黑散，务以填实肠胃空隙，庶几内风可息。奈何医者，不曰清火豁痰，即曰腻补，或杂风药。内因之恙，岂有形质可攻，偏寒偏热，皆非至理。

生牡蛎　生白芍　炒生地　菊花炭　炙甘草　南枣肉

眩晕

痰火

徐　脉左浮弦数，痰多，脘中不爽，烦则火升眩晕，静坐神识稍安。议少阳阳明同治法。

羚羊角　连翘　香豆豉　广皮白　半夏曲　黑山栀

某　痰火风在上，舌干头眩。

天麻　钩藤　菊花　橘红　半夏曲　茯苓　山栀　花粉

某　酒客中虚，痰晕。

二陈加术、白蒺藜、钩藤、天麻。

肝风

张　肝风内沸，劫烁津液，头晕，喉舌干涸。

大生地　天冬　麦冬　黄肉　阿胶　生白芍

络热

王六三　辛甘寒，眩晕已缓。此络脉中热，阳气变现，内风上冒，是根本虚在下，热化内风在上。上实下虚，先清标恙。

羚羊角　元参心　鲜生地　连翘心　郁金　石菖蒲

又，照前方去菖蒲、郁金，加川贝、花粉。

头风

暑热上蒙清窍

赵　右偏头痛，鼻窍流涕，仍不通爽，咽喉疳腐，寤醒肢冷汗出。外邪头风，已留数月，其邪混处，精华气血，咸为蒙闭，岂是发散清寒可解？头巅药铒，务宜清扬。当刺风池、风府，投药仍以通法。苟非气血周行，焉望却除宿病？

西瓜衣　鲜芦根　苡仁　通草

煎送腊矾丸。

胃虚风阳上逆

朱五四　阳明脉弦大而坚，厥阴脉小弦数促，面赤，头痛绕及脑后，惊惕肉𥆧，漐漐汗出，早晨小安，入暮偏剧。此操持怫郁，肝阳挟持内风，直上巅顶，木火胃为呕逆，阳越为面赤汗淋。内因之病，加以司候春深，虑有暴厥瘛疭之患。夫肝为刚脏，胃属阳土，姑议柔缓之法，冀有阳和风息之理。

复脉去参、姜、桂，加鸡子黄、白芍。

虚劳

阴虚

钱　阳外泄为汗，阴下注则遗。二气造偏，阴虚热胜。脑为髓海，腹是至阴，皆阳乘于阴。然阳气有余，益见阴弱，无以交恋其阳，因病致偏，偏久致损。坐功运气，阴阳未协，损不肯复，颇为可虑。今深秋入冬，天令收肃，身气泄越，入暮灼热，总是阴精损伤，而为消烁耳。

川石斛　炒知母　女贞子　茯神　糯稻根　小黑穞豆皮

又，暮夜热炽，阴虚何疑。但从前表散，致卫阳疏泄。穿山甲钻筋流利后，致经络气血劫撒，内损不复，卫阳藩篱交空，斯时亦可撑半壁矣。失此机宜，秋收冬藏主令，其在封固蛰藏耳。张季明谓元无所归则热灼亦是。

丸方：

人参　河车　熟地　五味　莲肉　山药　茯苓

食后逾时服六神汤。

阴虚阳浮

蒋三五　肝厥，用咸味入阴，水生木体，是虚症治法。夏令大气主泄，因烦劳病发，势虽减于昔日，而脉症仍然。必静养经年，阴阳自交，病可全去。议介类潜阳，佐酸味以敛之。

熟地　柏子霜　萸肉　五味　锁阳　淡菜胶　海参胶　真阿胶　龟版胶茯苓　湖莲　芡实　青盐

中虚

某 神伤精败，心肾不交。上下交损，当治其中。

华三七 春深地气升，阳气动，有奔驰饥饱，即是劳伤。《内经》劳者温之，夫劳则形体震动，阳气先伤。此温字，乃温养之义，非温热竞进之谓。劳伤久不复元为损，《内经》有损者益之之文。益者，补益也。凡补药气皆温，味皆甘，培生生初阳，是劳损主治法则。春病入秋不愈，议从中治。据述晨起未纳水谷，其咳必甚，胃药坐镇中宫为宜。

金匮麦门冬汤去半夏。

严二八 脉小右弦，久嗽晡热，着左眠稍适。二气已偏，即是损怯。无逐邪方法，清泄莫进，当与甘缓。

黄芪建中去姜。

又，建中法颇安，理必益气以止寒热。

人参　黄芪　焦术　炙草　归身　广皮　白煨升麻　煨柴胡

咳嗽

寒

某五三 寒伤卫阳，咳痰。

川桂枝五分 杏仁三钱 苡仁三钱 炙草四分 生姜一钱 大枣二枚

王三一 脉沉细，形寒，咳。

桂枝一钱 杏仁三钱 苡仁三钱 炙草五分 生姜一钱 大枣二枚

风邪阻窍

方 烦劳卫疏，风邪上受，痰气交阻，清窍失和，鼻塞音低，咳嗽甚，皆是肺病。辛以散邪，佐微苦以降气为治。

杏仁 苏梗 辛荑 牛蒡子 苡仁 橘红 桔梗 枳壳

风温化燥

邱 向来阳气不充，得温补每每奏效。近因劳烦，令阳气弛张，致风温过肺卫以扰心营，欲咳心中先痒，痰中偶带血点。不必过投沉降清散，以辛甘凉理上燥，清络热。蔬食安闲，旬日可安。

冬桑叶 玉竹 大沙参 甜杏仁 生甘草 苡仁

糯米汤煎。

风温化燥伤胃阴

某 外受风温郁遏，内因肝胆阳升莫制，斯皆肺失清肃，咳痰不解。经月来，犹觉气壅不降，进食颇少，大便不爽。津液久已乏上供，腑中之气亦不宣畅。议养胃阴以杜阳逆，不得泛泛治咳。

麦冬 沙参 玉竹 生白芍 扁豆 茯苓

暑风

潘氏 久咳不已，则三焦受之，是病不独在肺矣。况乎咳甚呕吐涎沫，喉痒咽痛。致咳之由，必冲脉之伤，犯胃扰肺，气蒸熏灼，凄凄燥痒，咳不能忍。

近日昼暖夜凉，秋暑风，潮热溏泄，客气加临，营卫不和，经阻有诸。但食姜气味过辛致病。辛则泄肺气助肝之用，医者知此理否耶？夫诊脉右弦数，微寒热，渴饮。拟从温治上焦气分，以表暑风之邪。用桂枝白虎汤。

燥

胡六六　脉右劲。因疔疮，频以热汤沐浴，卫疏易伤冷热。皮毛内应乎肺，咳嗽气塞痰多。久则食不甘，便燥结，胃津日耗，不司供肺。况秋冬天降，燥气上加，渐至老年痰火之象。此清气热以润燥，理势宜然。倘畏虚日投滞补，益就枯燥矣。

霜桑叶　甜杏仁　麦冬　玉竹　白沙参　天花粉　甘蔗浆　甜梨汁

熬膏。

费十一　久疟伤阴，冬季温舒，阳不潜藏，春木升举，阳更泄越。入暮寒热，晨汗始解，而头痛，口渴，咳嗽，阴液损伤，阳愈炽。冬春温邪，最忌发散，谓非暴感，汗则重劫阴伤，迫成虚劳一途。况有汗不痊，岂是表病？诊得色消肉烁，脉独气口空搏，与脉左大属外感有别。更有见咳不已，谬为肺热，徒取清寒消痰降气之属，必致胃损变重。尝考圣训，仲景云：凡元气已伤，而病不愈者，当与甘药。则知理阳气，当推建中，顾阴液，须投复脉，乃邪少虚多之治法。但幼科未读其书，焉得心究是理。然乎？否乎？

炙甘草　鲜生地　麦冬　火麻仁　阿胶　生白芍　青蔗浆

又，由阴伤及胃，痿黄，食少餐。法当补养胃阴，虚则补母之治也。见咳治肺，生气日惫矣。

金匮麦门冬汤。

胃阴虚

张十七　入夏嗽缓，神倦食减，渴饮。此温邪延久，津液受伤，夏令暴暖泄气，胃汁暗亏，筋骨不束，两足酸痛。法以甘缓，益胃中之阴。仿金匮麦门冬汤制膏。

参须二两　北沙参一两　生甘草五钱　生扁豆二两　麦冬二两　南枣二两

熬膏。

劳嗽

某二七　脉数，冲气咳逆。当用摄纳肾阴，滋养柔金，为金水同治之法。

熟地四钱　白扁豆五钱　北沙参三钱　麦冬二钱　川斛三钱　茯神三钱

吐血

寒邪

朱　形寒暮热，咳嗽震动，头中、脘中、胁骨皆痛。先经嗽红，体气先虚。此时序冷热不匀，夹带寒邪致病。脉得寸口独大。当清解上焦，大忌温散之剂。

桑叶　苏梗　杏仁　象贝　玉竹　大沙参

暑热郁肺阻窍

江　积瘀在络，动络血逆。今年六月初，时令暴热，热气吸入，首先犯肺，气热血涌，强降其血。血药皆属呆滞，而清空热气，仍蒙闭于头髓空灵之所，诸窍痹塞，鼻窒瘜肉，出纳之气，都从口出。显然肺气郁蒸，致脑髓热蒸，脂液自下，古称烁物消物莫如火。但清寒直泄中下，清空之病仍然。议以气分轻扬，无取外散，专事内通。医工遇此法则，每每忽而失察。

连翘　牛蒡子　通草　桑叶　鲜荷叶汁　青菊花叶

临服，入生石膏末，煎一沸。

阴虚

顾二八　脉左坚，阴伤失血致咳。

复脉去参、桂、姜，加白芍。

凡咳血之脉，右坚者，治在气分，系震动胃络所致，宜薄味调养胃阴，如生扁豆、茯神、北沙参、苡仁等类。左坚者乃肝肾阴伤所致，宜地黄、阿胶、枸杞、五味等类。脉弦胁痛者，宜苏子、桃仁、降香、郁金等类。成盆盈碗者，葛可久花蕊石散、仲景大黄黄连泻心汤。一症而条分缕晰，从此再加分别，则临症有据矣。

阴虚阳升

江二二　少壮情志未坚，阴火易动，遗精淋沥有诸。肾水既失其固，春木地气上升，遂痰中带血。入夏暨秋，胃纳不减，后天生旺颇好，不致劳怯之忧。但酒色无病宜节，有病宜绝，经年之内屏绝，必得却病。

熟地_{水制}　黄肉　山药　茯神　湖莲　远志　五味　黄柏　芡实

金樱膏丸。

血络痹阻

蔡三七　水寒外加，惊恐内迫，阴疟三年。继患嗽血，迄今七年，未有愈期，询及血来紫块，仍能知味安谷。参其疟伤惊伤，必是肝络凝瘀，得怒劳必发。勿与酒色伤损。乱投滋阴腻浊之药，恐胃气日减，致病渐剧。

桃仁三钱　鳖甲三钱　川桂枝七分　归须一钱　大黄五分　芫蔚子二钱

程四一　脉左弦，右小濡。据病原起于忧郁，郁勃久而化热，蒸迫络脉，血为上溢。凝结成块者，离络留而为瘀也。血后纳食如昔，是腑络所贮颇富，况腑以通为用。血逆气亦上并，辘辘有声，皆气火旋动，非有形质之物。凡血病五脏六腑皆有，是症当清阳明之络为要。至于病发，当治其因，又不必拘执其常也。

枇杷叶　苡仁　茯苓　苏子　桑叶　丹皮　炒桃仁　降香末

郁

吴氏　气塞失血，咳嗽心热，至暮寒热，不思纳谷。此悒郁内损，二阳病发心脾。若不情怀开爽，服药无益。

阿胶　麦冬　茯神　白芍　北沙参　女贞子

失音

气分燥津液亏

某　喉干失音，一月未复。津液不上供，肺失清肃，右寸脉浮大。

枇杷叶一钱半　马兜铃八分　地骨皮一钱　桑皮八分　麦冬一钱　生甘草三分
桔梗六分　白粳米二钱

肺痿

苦辛散邪伤肺胃津液

洪三二　劳烦经营。阳气弛张，即冬温外因咳嗽，亦是气泄邪侵。辛以散邪，苦以降逆，希冀嗽止。而肺欲辛，过辛则正气散失，音不能扬，色消吐涎喉痹，是肺痿难治矣。仿《内经》气味过辛，主以甘缓。

北沙参　炒麦冬　饴糖　南枣

遗精

阴虚阳动

某四十　梦遗精浊，烦劳即发，三载不痊。肾脏精气已亏，相火易动无制，故精不能固，由烦动而泄。当填补下焦，俾精充阳潜，可以图愈。

熟地八两　麦冬二两　茯神二两　五味二两　线胶四两　川斛膏四两　沙苑二两　远志一两　芡实三两　湖莲三两

金樱膏丸。

淋浊

精浊阴虚

祝五四　中年以后，瘦人阴亏有热，饮酒，湿热下坠，精浊痔血。皆热走入阴，则阴不固摄，前方宗丹溪补阴丸，取其介属潜阳，苦味坚阴。用固涩，必致病加。

水制熟地　龟版胶　咸秋石　天冬　茯苓　黄柏　知母

猪脊筋捣丸。

肾气不摄

戈四五　脉左细劲，腰酸，溺有遗沥，近日减谷难化。此下焦脏阴虚馁，渐及中焦腑阳。收纳肝肾，勿损胃气。

熟地　杞子　柏子仁　当归身　紫衣胡桃　补骨脂　杜仲　茯苓　青盐

蜜丸。

阳痿

心肾不交

仲二八　三旬以内，而阳事不举，此先天禀弱，心气不主下交于肾，非如老年阳衰，例进温热之比。填充髓海，交合心肾宜之。

熟地　雄羊肾　杞子　补骨脂　黄节远志　茯苓　胡桃　青盐

鹿筋胶丸。

汗

卫阳虚

顾氏　劳力怫怒，心背皆热，汗出，往时每以和阳治厥阴肝脏得效。今年春夏，经行病发，且食纳顿减。褚氏谓独阴无阳，须推异治。通补既臻小效，不必见热投凉，用镇其阳以理虚。

人参　半夏　茯苓　炙草　牡蛎　小麦　南枣

劳伤心神

梅四三　案牍积劳，神困食减，五心汗出。非因实热，乃火与元气，势不两立，气泄为热为汗。当治在无形，以实火宜清，虚热宜补耳。议用生脉四君子汤。

脾胃

胃阴虚不饥不纳

王　数年病伤不复，不饥不纳，九窍不和，都属胃病。阳土喜柔，偏恶刚燥，若四君、异功等，竟是治脾之药。腑宜通即是补，甘濡润，胃气下行，则有效验。

麦冬一钱　火麻仁一钱半炒　水炙黑小甘草五分　生白芍二钱

临服入青甘蔗浆一杯。

脾肾阳虚

洪妪 脉虚涩弱，面乏渟泽，鼻冷肢冷，肌腠麻木，时如寒凛，微热，欲溺，大便有不化之形，谷食不纳。此阳气大衰，理进温补，用附子理中汤。

木乘土

肝胃

某 肝厥犯胃入膈。

半夏 姜汁 杏仁 栝蒌皮 金铃子 延胡 香豆豉 白蔻

鲍三三 情怀不适，阳气郁勃于中，变化内风，掀旋转动，心悸流涎，麻木悉归左肢。盖肝为起病之源，胃为传病之所，饮酒中虚，便易溏滑。议两和肝胃。

桑叶 炒丹皮 天麻 金斛 川贝 地骨皮

卜 有年，冬藏不固，春木萌动，人身内应乎肝。水弱木失滋荣，阳气变化内风，乘胃为呕，攻胁为痛。仲景以消渴心热属厥阴，《内经》以吐涎沫为肝病。肝居左而病炽偏右，木犯土位之征。经旨谓肝为刚脏，非柔不和。阅医药沉、桂、萸、连，杂以破泄气分，皆辛辣苦燥，有刚以治刚之弊，倘忽厥逆瘛疭奈何？议镇阳息风法。

生牡蛎 阿胶 细生地 丹参 淮小麦 南枣

又，内风阳气鼓动变幻，皆有形无质，为用太过。前议咸苦入阴和阳，佐麦、枣以和胃制肝获效。盖肝木肆横，胃土必伤，医治既僻，津血必枯。唇赤、舌绛、咽干，谷味即变酸腻，显是胃汁受劫，胃阴不复。夫胃为阳明之土，非阴柔不肯协和，与脾土有别故也。

生牡蛎 阿胶 细生地 小麦 炒麻仁 炒麦冬 炙草

肝脾胃

席 大便未结，腹中犹痛，食入有欲便之意。胃阳未复，肝木因时令尚横，用泄木安土法。

人参 木瓜 厚朴 茯苓 益智仁 青皮

肿胀

脾阳虚

僧四七 俗语云：膏粱无厌发痈疽，淡泊不堪生肿胀。今素有脘痛，气逆呕吐，渐起肿胀。乃太阴脾脏之阳受伤，不司鼓动运行。阴土宜温，佐以制木治。

生於术 茯苓 广皮 椒目 厚朴 益智仁 良姜

肾胃阳虚

浦四九 肾气丸，五苓散，一摄少阴，一通太阳，浊泄溺通，腹满日减，不为错误。但虚寒胀病而用温补，阅古人调剂，必是通法。盖通阳则浊阴不聚，守补恐中焦易钝。喻氏谓能变胃，而不受胃变，苟非纯刚之药，曷胜其任？议于暮夜服玉壶丹五分，晨进。

人参 半夏 姜汁 茯苓 枳实 干姜

脾胃气窒不和

杨十六 味过辛酸，脾胃气伤结聚，食入则胀满。曾服礞石大黄丸，滞浊既下不愈，病不在乎肠中。前贤治胀治满，必曰分消。攻有形不效，自属气聚为瘕。疏胃宜清，调脾当暖，此宗前贤立法。

生茅术 广皮 丁香皮 黄柏 草豆蔻 川黄连 厚朴 茯苓 泽泻
水法丸。

积聚

痰凝脉络

吴三一 右胁有形高突，按之无痛，此属瘕癖。非若气聚凝痰，难以推求。然病久仅阻在脉，须佐针刺宣通，正在伏天宜商。

真蛤粉　白芥子　栝蒌皮　黑栀皮　半夏　郁金　橘红　姜皮

痞

痰热内闭

宋 前议辛润下气以治肺痹，谓上焦不行，则下脘不通，古称痞闷都属气分之郁也。两番大便，胸次稍舒，而未为全爽，此岂有形之滞？乃气郁必热，陈腐黏凝胶聚，故脘腹热气下注，隐然微痛。法当用仲景栀子豉汤，解其陈腐郁热。暮卧另进白金丸一钱。盖热必生痰，气阻痰滞。一汤一丸，以有形无形之各异也。

黑山栀　香豉　郁金　杏仁　桃仁　栝蒌皮　降香

另付白金丸五钱。

湿热伤胃

刘 湿热，非苦辛寒不解。体丰阳气不足，论体攻病为是。胸中痞闷不食，议治在胃。

川连　炒半夏　人参　枳实　姜汁　茯苓　橘红

湿阻气分

邱 脉濡而缓，不饥不食。时令之湿，与水谷相并，气阻不行，欲作痞结。但体质阳微，开泄宜轻。

炒半夏　茯苓　杏仁　郁金　橘红　白蔻仁

噎膈反胃

阳结于上阴衰于下关格

吴　脉小涩，脘中隐痛，呕恶吞酸，舌绛，不多饮。此高年阳气结于上，阴液衰于下，为关格之渐。当开痞通阳议治。

川连　人参　姜汁　半夏　枳实汁　竹沥

胃阳虚

朱五二　未老形衰，纳谷最少，久有心下忽痛，略进汤饮不安。近来常吐清水，是胃阳日薄，噎膈须防。议用大半夏汤补腑为宜。

人参　半夏　茯苓　白香粳米　姜汁

河水煎。

呕吐

肝犯胃

钱三七　脉细，右坚大，向有气冲，长夏土旺，呕吐不纳食，头胀脘痹，无非厥阳上冒。议用苦辛降逆，酸苦泄热。不加瞋怒，胃和可愈。

川连　半夏　姜汁　川楝子皮　乌梅　广皮白

厥阴浊逆

周　痛从少腹上冲，为呕为胀，是厥阴秽浊致患。

韭白根　淡吴萸　小茴香　桂枝木　两头尖　茯苓

又，炒橘核　炙山甲末　韭白　归尾　川楝子　延胡索　小茴香

胃阳虚浊阴上逆

孙十四　食物随入即吐，并不渴饮。当年以苦辛得效，三载不发。今心下常痛如辣，大便六七日始通。议通膈上，用生姜泻心汤。

生姜汁四分调　川连六分炒　黄芩二钱泡十次　熟半夏三钱炒　枳实一钱　人参五分同煎

又，问或不吐食物，腹中腰膂似乎气坠。自长夏起，心痛头重，至今未减。思夏热必兼湿，在里水谷之湿，与外来之热，相洽结聚饮邪矣，当缓攻之。议

用控涎丹五分，间日一用。

暑秽内结

毛氏　旧有胃痛、脘痹、呕吐之病，秋前举发，已得小安。近痛呕复来，身体焮热。宿病未罢，而暑热秽气上窍侵入，三焦混淆，恐内闭变现痉厥。

川连　淡黄芩　半夏　姜汁　黑山栀　枳实汁

肝火刑金

郭五八　知饥能纳，忽有气冲，涎沫上涌，脘中格拒，不堪容物。《内经》谓：肝病吐涎沫。丹溪云：上升之气，自肝而出。木火上凌，柔金受克，咳呛日加。治以养金制木，使土宫无戕贼之害；滋水制火，令金脏得清化之权。此皆老年积劳致伤，岂攻病可效？

苏子　麦冬　枇杷叶　杏仁　北沙参　桑叶　丹皮　降香　竹沥

便闭

大便闭郁热燥结

叶二十　阳气郁勃，腑失传导，纳食中痞，大便结燥。调理少进酒肉坚凝。以宣通肠胃中郁热可效。

川连　芦荟　莱菔子　炒山楂　广皮　川楝子　山栀　厚朴_{姜汁炒}　青皮

又，热郁气阻，三焦通法。

杏仁　郁金　厚朴　广皮白　芦荟　川楝子

血液枯燥

顾妪　阳明脉大，环跳尻骨筋掣而痛，痛甚足筋皆缩，大便燥艰常秘。此老年血枯，内燥风生，由春升上僭，下失滋养。昔喻氏上燥治肺，下燥治肝。盖肝风木横，胃土必衰，阳明诸脉，不主束筋骨，流利机关也。用微咸微苦以入阴方法。

鲜生地_{八钱}　阿胶_{三钱}　天冬_{一钱半}　人中白_{一钱}　川斛_{二钱}　寒水石_{一钱}

又，咸苦治下入阴，病样已减。当暮春万花开放，阳气全升于上，内风亦属阳化，其下焦脂液，悉受阳风引吸，燥病之来，实基乎此。高年生生既少，和阳必用阴药，与直攻其病者有间矣。

生地_{三钱}　阿胶_{二钱}　天冬_{一钱}　麦冬_{一钱}　柏子霜_{二钱}　松子仁_{二钱}

丸方 虎潜丸去琐阳，加咸苁蓉，猪脊筋丸。

包阳升风秘。

柏子仁 当归 红花 桃仁 郁李 仁牛膝

肺痹

上焦气分壅热肺不开降

某 天气下降则清明，地气上升则晦塞。上焦不行，下脘不通，周身气机皆阻，肺药颇投，谓肺主一身之气化也。气舒则开胃进食，不必见病治病，印定眼目。

枇杷叶 杏仁 紫菀 苡仁 桔梗 通草

朱 风温不解，邪结在肺，鼻窍干焦，喘急腹满，声音不出。此属上痹，急病之险笃者。急急开其闭塞。

葶苈大枣合苇茎汤。

又，风温喘急，是肺痹险症。未及周岁，脏腑柔嫩，故温邪内陷易结。前用苇茎汤，两通太阴气血颇验，仍以轻药入肺。昼夜竖抱，勿令横卧为要。用泻白散法。

桑白皮 地骨皮 苡仁 冬瓜仁 芦根汁 竹沥

胸痹

胸脘清阳不运

王 胸前附骨板痛，甚至呼吸不通，必捶背稍缓。病来迅速，莫晓其因。议从仲景胸痹症，乃清阳失展，主以辛滑。

薤白 川桂枝尖 半夏

生姜加白酒一杯同煎。

哮

寒

卜十九 哮喘，当暴凉而发，诊脉左大右平。此新邪引动宿邪，议逐伏邪饮气。

小青龙法。

气虚

邹七岁 宿哮肺病，久则气泄汗出。脾胃阳微，痰饮留着，有食入泛呕之状。夏三月，热伤正气，宜常进四君子汤以益气，不必攻逐痰饮。

人参 茯苓 白术 炙草

哮与喘，微有不同，其症之轻重缓急，亦微各有异。盖哮症多有兼喘，而喘有不兼哮者。要知喘症之因，若由外邪壅遏而致者，邪散则喘亦止，后不复发，此喘症之实者也。若因根本有亏，肾虚气逆，浊阴上冲而喘者，此不过一二日之间，势必危笃，用药亦难奏功，此喘症之属虚者也。若夫哮症，亦由初感外邪，失于表散，邪伏于里，留于肺俞，故频发频止，淹缠岁月。更有痰哮、咸哮、醋哮、过食生冷及幼稚天哮诸症，案虽未备，阅先生之治法，大概以温通肺脏，下摄肾真为主。久发中虚，又必补益中气。其辛散苦寒、豁痰破气之剂，在所不用，此可谓治病必求其本者矣。此症若得明理针灸之医，按穴灸治，尤易除根。噫，然则难遇其人耳。华玉堂

喘

肺郁水气不降

伊 先寒后热，不饥不食，继浮肿喘呛，俯不能仰，仰卧不安。古人以先喘后胀治肺，先胀后喘治脾。今由气分膹郁，以致水道阻塞，大便溏泄，仍不爽利。其肺气不降，二肠交阻，水谷蒸腐之湿，横趋脉络，肿由渐加，岂乱医可效？粗述大略，与高明论证。

肺位最高，主气，为手太阴脏，其脏体恶寒恶热，宣辛则通，微苦则降。若药气味重浊，直入中下，非宣肺方法矣。故手经与足经大异，当世不分手足经混治者，特表及之。

肾气不纳

杨六一 老年久嗽，身动即喘，晨起喉舌干燥，夜则溲溺如淋。此肾液已枯，气散失纳，非病也，衰也，故治喘鲜效。便难干润，宗肾恶燥，以辛润之。

熟地　杞子　牛膝　巴戟肉　紫衣胡桃　青盐　补骨脂

酒疸

汪三九　饮酒发黄，自属湿热，脉虚涩，腹鸣不和，病后形体瘦减，起居行动皆不久耐。全是阳气渐薄，兼之思虑劳烦致损。议两和脾胃之方。

戊己加当归、柴胡、煨姜、南枣。

风

风伤卫

某二七　风伤卫，寒热头痛，脘闷。

苏梗一钱　淡豆豉一钱　杏仁三钱　桔梗一钱　厚朴一钱半　连翘一钱半　通草一钱　滑石三钱

风伤营卫误治

江五六　劳倦过月，气弱加外感，头痛恶风，营卫二气皆怯，嗽则闪烁筋掣而痛。大凡先治表后治里，世间未有先投黄连清里，后用桂枝和表，此非医药。

当归建中汤。

寒

寒邪客肺

某二二　客邪外侵，头胀，当用辛散。

苏梗　杏仁　桔梗　桑皮　橘红　连翘

风温

风温伤肺

某　风温从上而入，风属阳，温化热，上焦近肺，肺气不得舒转，周行气阻，致身痛，脘闷不饥。宜微苦以清降，微辛以宣通。医谓六经，辄投羌、防，泄阳气，劫胃汁。温邪忌汗，何遽忘之？

杏仁　香豉　郁金　山栀　栝蒌皮　蜜炒橘红

临证指南医案

温热

温邪入肺

某二十　脉数暮热，头痛腰疼，口燥，此属温邪。

连翘　淡豆豉　淡黄芩　黑山栀　杏仁　桔梗

施　久患虚损，原寝食安舒，自服阴柔腻补，不但减食不寐，脘中常闷，渴欲饮凉。此口鼻吸入温邪，先干于肺，误补则邪愈炽，气机阻塞。弱质不敢开泄，援引轻扬肃上，兼以威喜丸，淡以和气，上焦得行。可进养胃法。

白沙参　苡仁　天花粉　桑叶　郁金

兼服威喜丸。

热伤胃津

丁　口鼻吸入热秽，肺先受邪，气痹不主宣通，其邪热由中及于募原，布散营卫，遂为寒热。既为邪踞，自然痞闷不饥，虽邪轻未为深害，留连不已，热蒸形消，所谓病伤，渐至于损而后已。

桂枝白虎汤。

又，气分之热稍平，日久胃津消乏，不饥，不欲纳食。大忌香燥破气之药，以景岳玉女煎，多进可效。忌食辛辣肥腻自安。

竹叶石膏汤加鲜枸杞根皮。

冬温伤液

吴十五　近日天未寒冷，病虚气不收藏，所感之邪谓冬温。参、苓益气，薄荷、桔梗、杏仁泄气，已属背谬，加补骨脂温涩肾脏，尤不通之极。自述夜寐深更，漐漐有汗。稚年阴不充，阳易泄，论体质可却病。

桑叶　大沙参　玉竹　苡仁　生甘草

糯米汤煎药。

暑

暑伤气分上焦闭郁

某　大凡暑与热，乃地中之气，吸受致病，亦必伤人气分。气结则上焦不行，下脘不通、不饥、不欲食、不大便、皆气分有阻。如天地不交，遂若否卦之义。然无形无质，所以清之攻之不效。

杏仁　通草　象贝　栝蒌皮　白蔻　郁金汁

暑风伤肺

王　暑风热气入肺，上热，痰喘嗽。

石膏　连翘　竹叶　杏仁　桑皮　苡仁　橘红　生甘草

又，肺气壅遏，身热喘咳，溺少。

葶苈合葶苈大枣汤。

暑风入营

汪　暑风久入营络，微热忽凉。议用玉女煎。

玉女煎去麦冬、牛膝，加丹皮、竹叶。

暑湿弥漫三焦

吴　目黄脘闷，咽中不爽，呕逆，寒少热多。暑湿客气之伤，三焦不通，非风寒之症。

大竹叶　黄芩　杏仁　滑石　陈皮　厚朴　半夏　姜汁

又，暑湿热，皆气也，并酿蓄浊痰于胃，遂口甜腻滞不饥。议以宣气理痰。

川贝母　栝蒌皮　杏仁　黑山栀　泽泻

另用二贤散。

暑瘵

王　暑邪寒热，舌白不渴，吐血，此名暑瘵重症。

西瓜翠衣　竹叶心　青荷叶汁　杏仁　飞滑石　苡仁

湿

湿阻上焦肺不肃降

吴五五　酒客湿胜，变痰化火，性不喜甜，热聚胃口犯肺，气逆吐食。上中湿热，主以淡渗，佐以苦温。

大杏仁　金石斛　飞滑石　紫厚朴　活水芦根

湿阻中焦阳气

俞五五　酒湿郁伤，脘中食阻而痛。治以辛苦寒。

小川连　半夏　姜汁　枳实　茯苓　香豉

汪　夏令脾胃司气，兼以久雨泛潮，地中湿气上干，食味重浊少运，所谓湿胜成五泄也。古云寒伤形，热伤气。芒种、夏至天渐热，宜益气分以充脾胃。此夏三月，必有康健之理。

补中益气汤。

湿郁肢节冷痛

浦氏　胸膈迷漫，胃痛呕食，肢节屈曲处冷痛。月经落后，来时周身腰脊不舒，脉弦沉，痛即便溏。此湿郁阻闭，气血不行，用药先须断酒。

生茅术　炮黑川乌　姜汁　白芥子　厚朴　广皮　荜茇　茯苓

燥

气分热

某　脉右数大，议清气分中燥热。

桑叶　杏仁　大沙参　象贝母　香豉　黑栀皮

胃阴虚

某　上燥治气，下燥治血，此为定评。今阳明胃腑之虚，因久病呕逆，投以辛耗破气，津液劫伤，胃气不主下行，致肠中传送失司。经云：六腑以通为补。半月小效，全在一通补工夫，岂徒理燥而已。议甘寒清补胃阴。

鲜生地　天冬　人参　甜梨肉　生白蜜

热劫阴液

某　阳津阴液重伤，余热淹留不解。临晚潮热，舌色若赭，频饮救亢阳焚燎，究未能解渴。形脉俱虚，难投白虎。议以仲景复脉一法，为邪少虚多，使少阴、厥阴二脏之阴少苏，冀得胃关复振。因左关尺空数不藏，非久延所宜耳。

人参　生地　阿胶　麦冬　炙草　桂枝　生姜　大枣

疫

疠邪入膻渐干心胞

朱　疫疠秽邪从口鼻吸受，分布三焦，弥漫神识。不是风寒客邪，亦非停滞里症。故发散消导，即犯劫津之戒，与伤寒六经大不相同。今喉痛丹疹，舌如朱，神躁暮昏。上受秽邪，逆走膻中。当清血络，以防结闭。然必大用解毒，以驱其秽。必九日外不致昏愦，冀其邪去正复。

犀角　连翘　生地　玄参　菖蒲　郁金　银花　金汁

瘢痧疹瘰

湿温

严　湿温杂受，身发斑疹，饮水渴不解，夜烦不成寐，病中强食，反助邪威。议用凉膈疏斑方法。

连翘　薄荷　杏仁　郁金　枳实汁　炒牛蒡　山栀　石膏

又，舌边赤，昏谵，早轻夜重，斑疹隐约，是温湿已入血络。夫心主血，邪干膻中，渐至结闭，为昏痉之危。苦味沉寒，竟入中焦，消导辛温，徒劫胃汁，皆温邪大禁。议清疏血分轻剂以透斑，更参入芳香逐秽，以开内窍。近代喻嘉言申明戒律，宜遵也。

犀角　玄参　连翘　银花　石菖蒲

先煎至六分，后和入雪白金汁一杯，临服研入周少川牛黄丸一丸。

痰

痰火

汪五八　宿哮久矣不发，心悸震动，似乎懊侬之象，此属痰火。治以宣通郁遏，勿徒呆补。

半夏　川连　石菖蒲　蛤粉　枳实　茯苓　川郁金　橘红
竹沥姜汁法丸。

痰热内闭神昏

张　昏昏如寐，神愦如迷，痰热内闭，势非轻渺。

半夏　石菖蒲　桔梗　枳实　郁金　橘红　竹沥　姜汁

痰饮

饮上逆肺气不降

某五十　背寒咳逆，此属饮象。先当辛通饮邪，以降肺气。

鲜枇杷叶　杏仁　茯苓　橘红　生姜　半夏

徐氏　痰饮上吐，喘不得卧。乃温邪阻蔽肺气，气不下降，壅滞不能着右。议用宣通，开气分方法。

小青龙去细辛、麻黄，加苡仁、白糖炒石膏。

脾胃阳虚

戴　病去，神已爽慧，但本脉带弦，平素有饮，为阳气不足之体。年纪渐多，防有风痹。此酒肉宜少用，劳怒当深戒矣。议外台茯苓饮方。

人参　茯苓　广皮　枳实　半夏　金石斛

肾阳虚膀胱气化不通降

顾　饮邪泛溢，喘嗽，督损头垂，身动喘甚，食则脘中痞闷，卧则喘咳不得息。肺主出气，肾主纳气，二脏失司，出纳失职。议用早进肾气丸三钱，以纳少阴。晚用小青龙法，涤饮以通太阳经腑。此皆圣人内饮治法，与乱投腻补有间矣。

小青龙去麻、辛、甘、芍，加茯苓、杏仁、大枣。

施　诊脉右虚，左小弦。面色黄，少华采。左胁肋痛，五六年未愈，凡久恙必入络，络主血，药不宜刚。病属内伤，勿事腻补。录仲景旋覆花汤，加柏子仁、归须、桃仁。

又，初服旋覆花汤，未应，另更医谓是营虚，用参、归、熟地、桂、芍、炙草，服后大痛。医又转方，用金铃、半夏、桃仁、延胡、茯苓，服之大吐大痛。复延余治，余再议方，谓肝络久病，悬饮流入胃络，致痛不已。议太阳阳明开阖方法。

人参　茯苓　炙草　桂枝　煨姜　南枣

服苦药痛呕，可知胃虚。以参、苓阖阳明，用草、桂开太阳，并辛香入络，用姜、枣通营卫，生姜恐伐肝，故取煨以护元气，而微开饮气也。

又，前方服之痛止，议丸方。

人参　半夏　川椒　茯苓　桂枝　煨姜

南枣汤丸。

郁

肝脾气血郁

沈四三 脉虚涩，情怀失畅。肝脾气血多郁，半载不愈，难任峻剂。议以局方逍遥散，兼服补中益气，莫以中宫虚塞为泥。

吴四十 劳倦瞋怒致伤，病在肝脾。久有脑泄，髓脂暗损。暂以解郁，继当宣补。

钩藤 生香附 丹皮 桑叶 神曲 白芍 茯苓 广皮

肝肾郁热

张六六 情志连遭郁勃，脏阴中热内蒸。舌绛赤糜干燥，心动悸，若饥，食不加餐。内伤情怀起病，务以宽怀解释。热在至阴，咸补苦泄，是为医药。

鸡子黄 清阿胶 生地 知母 川连 黄柏

肝火

风火上郁

秦氏 年前肝风眩晕，主以凉血分，和阳息风，一年未发。今岁正月春寒，非比天暖开泄。此番病发，必因劳怒触动情志。至于呕逆，微冷倏热，交丑寅渐作耳鸣咽痹，食纳久留脘中。想少阳木火盛于寅，胆脉贯耳，犯逆之威，必向阳明而后上凭诸窍。脉右涩大，胃逆不降，食味不甘，而脘中逆乱。熏蒸日炽，营血内耗，无以养心，斯寤不肯寐，心摇荡漾，有难以鸣状之象。今头重脘痹，全是上焦为木火升腾，阻遏清阳。前方滋清，血药居多，必不奏功。今议汤剂方，以苦降其逆，辛通其痹。然汤宜小其制度，以久病体虚。初春若此，冬藏未为坚固可知。其丸剂当以局方龙荟丸，暂服半月再议。

连翘一钱半 黑栀皮一钱 羚羊角一钱 鲜菊叶三钱 紫菀二钱 郁金八分

大杏仁_{去皮尖勿研六粒}　土栝蒌皮_{一钱}　鲜菖蒲根_{四分忌铁}

午服。

不寐

胆火

吴　少阳郁火，不寐。

丹皮　半夏　钩藤　桑叶　茯苓　橘红

阳跷脉虚

顾四四　须鬓已苍，面色光亮，操心烦劳，阳上升动，痰饮亦得上溢。《灵枢》云：阳气下交入阴，阳跷脉满，令人得寐。今气越外泄，阳不入阴，勉饮酒醴，欲其神昏假寐，非调病之法程。凡中年已后，男子下元先损。早上宜用八味丸，晚时用半夏秫米汤。

脾营虚

某四二　脉涩，不能充长肌肉，夜寐不适。脾营消索，无以灌溉故耳。当用归脾汤意温之。

嫩黄芪　於术　茯神　远志　枣仁　当归　炙草　桂圆　新会皮

三消

郁火

计四十　能食善饥渴饮，日加瘦瘦，心境愁郁，内火自燃。乃消症大病。

生地　知母　石膏　麦冬　生甘草　生白芍

肝阳犯胃

某　液涸消渴，是脏阴为病。但胃口不醒，生气曷振？阳明阳土，非甘凉不复。肝病治胃，是仲景法。

人参　麦冬　粳米　佩兰叶　川斛　陈皮

肾消

杨二六　渴饮频饥，溲溺浑浊，此属肾消。阴精内耗，阳气上燔。舌碎绛赤，乃阴不上承，非客热宜此。乃脏液无存，岂是平常小恙？

熟地　萸肉　山药　茯神　牛膝　车前

脾瘅

中虚伏热

某　无形气伤，热邪蕴结，不饥不食，岂血分腻滞可投？口甘一症，《内经》称为脾瘅，中焦困不转运可知。

川连　淡黄芩　人参　枳实　淡干姜　生白芍

疟

瘅疟

施　发热身痛，咳喘。暑湿外因，内阻气分，有似寒栗，皆肺病也。

竹叶　连翘　薄荷　杏仁　滑石　郁金汁

又，微寒多热，舌心干，渴饮脘不爽。此属瘅疟，治在肺经。

杏仁　石膏　竹叶　连翘　半夏　橘红

温疟

丁　脉右数，左小弱，面明。夏秋伏暑，寒露后发。微寒多热，呕逆身痛。盖素有痰火，暑必挟湿。病自肺经而起，致气不宣化。不饥不食，频溺短缩。乃热在气分，当与温疟同例。忌葛、柴足六经药。

桂枝白虎汤加半夏。

湿热

曹　身痛舌白，口渴自利，此湿温客气为疟，不可乱投柴、葛，仲景有湿家忌汗之律。

飞滑石　杏仁　郁金　淡黄芩　白蔻仁　防己

又，湿甚为热，心痛，舌白，便溏，治在气分。

竹叶心　麦冬　郁金　菖蒲　飞滑石　橘红

化服牛黄丸。

又，心下触手而痛，自利，舌白烦躁，都是湿热阻气分。议开内闭，用泻心汤。

川连　淡黄芩　干姜　半夏　人参　枳实

又，神气稍清，痛处渐下至脐。湿伤在气，热结在血。吐咯带血，犹是上行为逆。热病瘀留，必从下出为顺。

川连　黄芩　干姜　半夏　人参　枳实　白芍　炒楂肉

阳虚

范五三　劳疟入阴，夏月阳气发泄，仍然劳苦经营，以致再来不愈。用药以辛甘温理阳为正，但未易骤效耳。

人参　当归　肉桂　炙草　川蜀漆　生姜　南枣

胃阴虚

周　舌白，脉小，暑邪成疟，麻黄劫汗伤阳，遂变痉症。今痰咸有血，右胁痛引背部，不知饥饱。当先理胃津。

大沙参　桑叶　麦冬　茯神　生扁豆　苡仁

肝胃

李　不饥，口涌甜水。疟邪未清，肝胃不和。

川连　干姜　枳实　栝蒌仁　半夏　广皮白　姜汁

又，口涌甜水，脾瘅。

川连　黄芩　厚朴　半夏　生干姜　广皮

煎送脾约丸。

又，橘半枳术丸。

肝风

陈四六　疟邪由四末以扰中，皆阳明厥阴界域。阳明衰，则厥阴来乘，津液少，斯内风必动。昔贤以麻属气虚，木是湿痰败血。今戌亥频热，行走淋汗，显然液虚。阳动风生，脂液不得灌溉肢末，非湿痰气分之恙。

冬桑叶九蒸　熟首乌　黑芝麻　柏子仁　茯神　当归　杞子　菊花炭

蜜丸。

泄泻

暑湿热

温　长夏湿胜为泻，腹鸣溺少，腑阳不司分利。先宜导湿和中。

胃苓汤。

又，向年阴分伤及阳位，每有腹满便溏，长夏入秋，常有滞下。此中焦气分积弱，水谷之气易于聚湿。或口鼻触入秽邪，遂令脾胃不和。是夏秋调摄最宜加意，拟夏秋应用方备采。天暖气蒸，南方最有中痧痞胀诸恙。未受病前，心怀疑虑，即饮芳香正气之属，毋令邪入为第一义。

藿香梗　白蔻仁　橘红　桔梗　杏仁　郁金　降香　厚朴

夏至后，热胜湿蒸，气伤神倦，用东垣益气汤，若汗出口渴，兼生脉散敛液。

湿热

陈　脉缓大，腹痛泄泻，小溲不利。此水谷内因之湿，郁蒸肠胃，致清浊不分。若不清理分消，延为积聚黏腻滞下，议用芩芍汤。

淡黄芩　生白芍　广皮　厚朴　藿香　茯苓　猪苓　泽泻

中暑

王氏　头胀，喜冷饮，咳呕心中胀，泄泻不爽。此为中暑，故止涩血药更甚。舌色白。议清上焦气分。

石膏　淡黄芩　炒半夏　橘红　厚朴　杏仁

寒湿

倪六七　阳伤湿聚，便溏足肿。

粗桂枝　生白术　木防己　茯苓　泽泻

又，脉紧，足肿便溏。阳微湿聚，气不流畅，怕成单胀。

照前方加茵陈。

又，晨泄肢肿。

生白术　桂枝木　淡附子　茯苓　泽泻

脾胃阳虚

吴　阳虚恶寒，恶心吞酸，泄泻。乃年力已衰，更饮酒中虚。治法必以脾胃扶阳。

人参　茯苓　附子　白术　干姜　胡芦巴

卷七

痢

暑湿热

某 脐上青筋突痛,太阴脾受伤,此前症也。近日腹痛白积,两旬不已。是新受夏秋暑湿,与病异歧。先理新病,导气分消主之。

藿香 厚朴 广皮 茯苓皮 川连 木香 木瓜 扁豆

湿热

倪六十 面垢舌白,心下脘中,凄凄痛窒,至圊复便不爽。此水谷之湿,内蒸为热,气道阻闭,上热下冷。若外受客邪,既过募原,必有寒热矣。

淡黄芩 川连 淡竹叶 槟榔汁 白芍 厚朴 广皮白

厥阴伏热

陈氏 温邪经旬不解,发热自利,神识有时不清。此邪伏厥阴,恐致变痉。

白头翁 川连 黄芩 北秦皮 黄柏 生白芍

又,温邪误表,劫津,神昏,恐致痉厥。

炒生地 阿胶 炒麦冬 生白芍 炒丹皮 女贞子

痢伤阴液

孙 脉左数,下利,腹不甚痛,暮夜微热。所伏暑热,乘阴虚下陷,是清热理脾不效。当摄阴升阳。

熟地炭 当归炭 山楂炭 炒黑麦芽 炙黑甘草 防风根 炒黑升麻

又,照方去山楂,加人参、焦白芍。

又,泻痢久必阴损液耗,此口渴微咳,非实火客邪。与甘酸化阴。

人参 山药 炙草 炒乌梅 木瓜 炒湖莲肉

气虚下陷

某 痢经五十日来,小愈再发。独见后重下坠,此为气陷,则门户不藏,亦胃弱内风乘袭。议陷者举之。

人参　归身　白芍　炙草　升麻　荷叶

噤口痢

包　川连　人参　黄芩　白芍　草决明　炒山楂　炒银花

又，噤口痢，乃热气自下上冲，而犯胃口，肠中传导皆逆阻似闭，腹痛在下尤甚。香、连、梅、芍，仅宣中焦，未能泄下热燔燎。若不急清，阴液同归于尽。姑明其理，以俟高明备采。

白头翁汤。

又，脉左细，数右弦，干呕不能纳谷，腹痛里急后重，痢积不爽。此暑湿深入着腑，势属噤口痢疾，症非轻渺。议用苦寒清解热毒。必痛缓胃开，方免昏厥之变。

川连　干姜　黄芩　银花　炒山楂　白芍　木香汁

又，下午病剧，乃阴气消亡之征。若但阴柔，恐生生不至。疏补胃药，正宜进商。

生地　阿胶　人参　生白芍　炒山楂　炒银花

便血

湿热

郑　夏至后，湿热内蒸，肠风复来。议酸苦法。

川连　黄芩　乌梅肉　生白芍　广皮　厚朴　荆芥炭　菊花炭

又，驻车丸二钱。

木郁土中

某　凡有痔疾，最多下血。今因瞋怒，先腹满，随泻血，向来粪前，近日便后，是风木郁于土中。气滞为膨，气走为泻。议理中阳，泄木佐之。

人参　附子　炮姜　茅术　厚朴　地榆　升麻醋炒　柴胡醋炒

血瘀在络

计五三　瘀血必结在络，络反肠胃而后乃下，此一定之理。平昔劳形奔弛，寒暄饥饱致伤。苟能安逸身心，瘀不复聚。不然年余再瘀，不治。

旋覆花　新绛　青葱　桃仁　当归须　柏子仁

脱肛

气虚下陷

孙　面色痿黄，腹痛下血，都因饮食重伤脾胃。气下陷为脱肛，经月不愈，正气已虚。宜甘温益气，少佐酸苦。务使中焦生旺，而稚年易亏之阴自坚，冀有向安之理。

人参　川连　炒归身　炒白芍　炙草　广皮　石莲肉　乌梅

又，肛翻纯血，不但脾弱气陷，下焦之阴亦不摄固。面色唇爪，已无华色。此益气乃一定成法，摄阴亦不可少。然幼稚补药，须佐宣通，以易虚易实之体也。

人参　焦术　广皮　白芍　炙草　归身　五味　升麻醋炒　柴胡醋炒

痿

肺热叶焦

汤六三　有年偏痿，日瘦，色苍脉数。从《金匮》肺热叶焦，则生痿躄论。
玉竹　大沙参　地骨皮　麦冬　桑叶　苦百合　甜杏仁

邪风入络

某五岁　头目口鼻喎邪，继而足痿，此邪风入络所致。
羚羊角　犀角　元参　细生地　黄柏　川斛　川萆薢

痹

周痹

吴　风湿相搏，一身尽痛，加以堕水。外寒里热，痛极发厥，此属周痹。
桂枝木　片姜黄　羚羊角　海桐皮　花粉　白蒺藜
又，照前方去姜黄、白蒺加大豆、黄卷、木防己。

行痹

吴　寒入阴分，筋骨痛奚，此为痹症。遗泄内虚，忌用表散劫真。

当归　沙苑　北细辛　桂枝木　生白术　茯苓

又，虎骨　当归　北细辛　生白术　茯苓

又，行痹入左足。

生虎骨　防己　萆薢　苡仁　半夏　茯苓

寒湿

某　十五年中痹痛三发。述痛久流及肢节骨骱，屈曲之所皆肿赤。此寒湿变热为欲解，病在躯壳筋骨，无害命之理。但病深沉下甚，已属阴邪，小腹胀，小溲全无。

川独活八分　汉防己八分　川熟附八分　粗桂枝木一钱　茯苓五钱　川萆薢一钱
木猪苓一钱

又，生白术三钱　茯苓三钱　川熟附一钱　川独活五分　北细辛一分　汉防己五分　猪苓一钱半　泽泻一钱

又阳虚湿痹，痹愈，下焦无力。用斡旋其阳。

茯苓四两　生白术二两　泡淡生干姜一两　肉桂五钱

以上四味，生研末，滚水泛丸。每早服三钱，开水下。

湿热

洪四三　湿盛生热生痰，渐有痿痹之状。乃阳明经隧为壅，不可拘执左属血右属气也。《金匮》云：经热则痹，络热则痿，今有痛处，治在气分。

生於术三钱　生黄芪三钱　片姜黄一钱　川羌活一钱　半夏一钱　防风五分
加桑枝五钱

又，芪术固卫升阳，左肩胛痛未已。当治营中，以辛甘化风法。

黄芪　当归　炙草　防风　桂枝　肉桂

卫阳疏风邪入络

某　冬月温舒，阳气疏豁，风邪由风池、风府，流及四末，古为痹症。忽上忽下，以风为阳，阳主动也。诊视鼻明，阳明中虚可见。却邪之剂，在乎宣通经脉。

桂枝　羚羊角　杏仁　花粉　防己　桑枝　海桐皮　片姜黄

又，症已渐安，脉络有流通意，仲景云：经热则痹，络热则痿。知风淫于内，治以甘寒，寒可去热，甘味不伤胃也。

甜杏仁　连翘　元参　花粉　绿豆皮　梨汁

又，余热尚留，下午足寒，晨餐颈汗。胃未调和，食不甘美。因大便微溏，不必过润。

北沙参　麦冬　川贝　川斛　陈皮　谷芽

营虚

王　辛香走窜，宣通经隧壅结气分之湿，有却病之能，无补虚之益，大凡药饵，先由中宫以布诸经，中焦为营气之本，营气失养，转旋目钝，然攻病必借药气之偏，朝夕更改，岂是去疾务尽之道，另于暮夜进养营一贴。

人参　茯苓　桂枝木　炙草　当归　炒白芍　南枣

痉厥

煎厥

某　阳气暴张，精绝，令人煎厥。

细生地一两　阿胶三钱　出山铅打薄五钱

调珍珠末一钱。

又，煎厥者，下焦阴液枯燥，冲气上逆为厥。议用咸寒降逆，血肉填阴。

细生地　元参　龟胶　阿胶　淡菜　蚌水

又，液涸消渴，都是脏阴为病。前议填阴，药汁浓腻不能多进。但胃口不醒，生气何以再振？阳明阳土，非甘凉不复，况肝病治胃，自来有诸。

人参　麦冬　川斛　新会皮　白粳米　干佩兰叶

肝风烁阴

伍女　室女经来，冲脉自动，动则阳升。内风绕旋不息，为薄厥、煎厥。阳明虚，胃失降，厥阴热，肝愈横。风阳上冒，清空神迷，诸窍似阻，皆入夏大地发泄之征。本虚表实，先理其实。议用局方龙荟丸，纯苦直降，非汤饮留连肠胃之比。每服三钱，不拘二三次分服。接用复脉法，去参、姜、桂。

衄

温邪

某　温邪衄血。

连翘　元参　淡黄芩　黑山栀皮　杏仁　郁金

疝

督任阳虚

某　七疝治法，最详子和，其旨辛香以泄肝，得气疏泄而病缓矣，按法调理不愈。七味导引纳肾，益气升举脾阳，而坠气仍然。艾灸蒸脐，原得小安。《内经》任脉为病，男子内结七疝，女子带下瘕聚。同为奇经主之，故疏泄诸方，能治气实，参术升补，仅治中虚下陷，与元海奇经中病无补。壮岁至老，病根不辍，下焦日衰。可知升阳一法，体症颇合。衰年仅可撑持，勿使病加可矣。

生鹿茸三钱　鹿角霜一钱　当归二钱　生菟丝子五钱　沙蒺藜一钱　川桂枝尖五分

饥时服。

头痛

风火

徐六七　冬月呕吐之后，渐渐巅顶作痛，下焦久有积疝痔疡，厥阴阳明偏热。凡阳气过动，变化火风，迅速自为升降，致有此患。

连翘心　元参心　桑叶　丹皮　黑山栀皮　荷叶汁

厥阴气血邪痹

史 头形象天，义不受浊。今久痛有高突之状，似属客邪蒙闭清华气血。然常饵桂、附、河车，亦未见其害。思身半以上属阳，而元首更为阳中之阳。大凡阳气先虚，清邪上入，气血瘀痹，其痛流连不息。法当宣通清阳，勿事表散。以艾蒸按法灸治，是一理也。

熟半夏　北细辛　炮川乌　炙全蝎　姜汁

又，阳气为邪阻，清空机窍不宣。考《周礼》采毒药以攻病。借虫蚁血中搜逐，以攻通邪结，乃古法，而医人忽略者。今痛滋脑后，心下呕逆，厥阴见症。久病延虚，攻邪须兼养正。

川芎　当归　半夏　姜汁　炙全蝎　蜂房

心痛

劳伤血滞

宋 脉左涩伏，心下痛甚，舌白不能食谷，下咽阻膈，痛极昏厥，此皆积劳损阳。前者曾下瘀血，延绵经月不止，此为难治。

生鹿角　当归须　姜汁　官桂　桃仁　炒半夏

胃脘痛

肝犯胃

严二十 胃痛半年，干呕。

金铃子　延胡　半夏　茯苓　山栀　生香附

陈 宿病冲气胃痛，今饱食动怒痛发，呕吐，是肝木侵犯胃土，浊气上踞，胀痛不休，逆乱不已。变为先寒后热，烦躁面赤汗泄，此为厥象。厥阴肝脏之现症，显然在目。夫痛则不通，通字须究气血阴阳，便是看诊要旨矣。议用泻心法。

干姜　川连　人参　枳实　半夏　姜汁

血络瘀痹

钱三六 酒肉滞气胃痛，乡人称为穿心箭风，方书所无，不可稽考。苦辛泄降可效。

延胡　川楝子　桃仁　蒲黄　五灵脂

气火郁

吴氏　气火郁，胃痛。

川楝子　橘红　炒楂肉　郁金　黑山栀　香附

胁痛

肝郁

徐四九　劳怒阳动，左胁闪闪，腹中微满。诊脉弦搏，左甚。当先用苦辛。

郁金　山栀　半夏曲　降香末　橘红　金石斛

血络瘀痹

沈　暮夜五心热，嗌干，左胁痛。肝肾阴亏。

人参　生地　天冬　麦冬　柏子霜　生白芍

肝肾皆虚

胡三四　诊脉右弦，左小弱涩。病起积劳伤阳，操持索思，五志皆逆。而肝为将军之官，谋虑出焉，故先胁痛。晡暮阳不用事，其病渐剧。是内伤症，乃本气不足，日饵辛燥，气泄血耗。六味滋柔腻药，原非止痛之方，不过矫前药之谬而已。《内经》肝病三法，治虚亦主甘缓，盖病既久，必及阳明胃络，渐归及右，肝胃同病。人卧魂藏于肝，梦寐纷纭，伤及无形矣。议用甘药，少佐摄镇。

人参　枣仁　茯神　炙草　柏子仁　当归　龙骨　金箔
桂圆肉煮浓汁捣丸。

秽浊阻气

程　秽浊阻遏中焦，气机不宣，腹痛脘痹。当用芳香逐秽，兼以疏泄。

藿香　厚朴　杏仁　莱菔子　半夏　广皮白

郁怒饮气入络

华　腹痛三年，时发时止，面色明亮，是饮邪，亦酒湿酿成。因怒左胁有形，痛绕腹中，及胸背诸俞，乃络空，饮气逆攻入络。食辛热痛止复痛，盖怒则郁折肝用，惟气辛辣可解，论药必首推气味。

粗桂枝木一钱　天南星姜汁浸炮黑一钱半　生左牡蛎五钱打碎　真橘核炒香打一钱半　川楝子肉一钱　李根东行皮一钱

肩臂背痛

痛绕耳后

徐　远日天令骤冷，诊左脉忽现芤涩，痛时筋挛，绕掣耳后。此营虚脉络失养，风动筋急。前法清络，凉剂不应，营虚不受辛寒。仿东垣舒筋汤意。

当归　生黄芪　片姜黄　桂枝　防风　生於术

煎药化活络丹一丸。

背痛

孙二四　肾气攻背项强，溺频且多，督脉不摄，腰重头疼，难以转侧。先与通阳，宗许学士法。

川椒炒出汗三分　川桂枝一钱　川附子一钱　茯苓一钱半　生白术一钱　生远志一钱

凡冲气攻痛，从背而上者，系督脉主病，治在少阴。从腹而上者，治在厥阴，系冲任主病，或填补阳明，此治病之宗旨也。

腰腿足痛

腰痛

吴氏　脉虚身热，腰髀皆痛，少腹有形攻触。脏阴奇脉交伤，不可作外感治。

当归　炒白芍　桂枝　茯苓　炙草　煨姜　大枣

诸痛

血络瘀痹

陈　久痛必入络，气血不行，发黄，非疸也。

旋覆花　新绛　青葱　炒桃仁　当归尾

肝肾奇经脉络不和

许二一　痛为脉络中气血不和，医当分经别络。肝肾下病，必留连及奇经八脉。不知此旨，宜乎无功。

鹿角霜　桑寄生　杞子　当归　沙苑　白薇　川石斛　生杜仲

耳

风温上郁

某二二　先起咳嗽，继而耳聤胀痛，延绵百日不愈。此体质阴亏，触入风温，未经清理，外因伤及阴分，少阳相火陡起，故入暮厥痛愈剧。当先清降，再议育阴。

苦丁茶　鲜菊叶　金银花　生绿豆皮　川贝母　鲜荷叶梗　益元散

胆火上郁

倪十三　因大声喊叫，致右耳失聪。想外触惊气，内应肝胆，胆脉络耳，震动其火风之威，亦能郁而阻窍。治在少阳，忌食腥浊。

青蒿叶　青菊叶　薄荷梗　连翘　鲜荷叶汁　苦丁茶

目

风温

某　风温上郁，目赤，脉左弦。当用辛以散之。

桑叶　夏枯草　连翘　草决明　赤芍

燥热

某二三　失血后，复受燥热，左目赤痛。当以辛凉清之。

鲜菊叶　冬桑叶　生甘草　赤苓皮　绿豆皮　稆豆皮

某　瞳神散大，左偏头痛，先损左目。是焦烦郁勃，阳升化风，劫伤血液使然。法当兼补肝肾。

熟地　枸杞子　山萸肉　五味　茯神　菊花　生神曲　谷精草　山药

鼻

清邪郁久肺气窒塞

徐四十　头面诸窍，皆清阳游行之所，邪处于中，则为堵塞。阳气不司流行，必畏寒形颓，内痹必郁而成热有鼻柱䶉䶊矣。论理当用通圣散，远处江外仓猝就诊，不可轻投。用轻可去实。

苦丁茶　干荷叶边　蔓荆子　连翘心　飞滑石　白芷

牙

火

某　火郁。巅顶属厥阴，上结核，龈肿。

犀角　羚羊角　元参　知母　生甘草　连翘　黑山栀　银花　夏枯草

咽喉

风火

陆　风火上郁，项肿咽痛。

薄荷　连翘　射干　牛蒡子　马勃　绿豆皮

肺燥热

汪二三　左脉弦数，咽痛脘闷。阴亏体质，不耐辛温，当以轻药，暂清上焦。

桑叶　生绿豆皮　白沙参　川贝　元参　川斛

阴虚火炎

伍四六　咽喉痛痹，发时如有物阻膈，甚至痛连心下，每晚加剧。是阴液日枯，肝脏厥阳化火风上灼。法以柔剂，仿甘以缓其急耳。

细生地　天冬　阿胶　生鸡子黄　元参心　糯稻根须

疮疡

疮

汪氏　风热既久未解，化成疮痍。当以和血驱风。

当归　赤芍　川芎　夏枯草花　牛蒡子　制僵蚕

疡

李六四　初病湿热在经，久则瘀热入络，脓疡日多未已，渐至筋骨热痛。《金匮》云：经热则痹，络热则痿。数年宿病，勿事速攻。

犀角　连翘心　元参　丹参　野赤豆皮　细生地　姜黄　桑枝

午服。

夜服蒺藜丸。

肝痈

王四五　痛久，屈伸不得自如，经脉络脉呆钝，气痹血瘀，郁蒸上热，旬日频频大便，必有血下。复喘促烦躁，不饥不食，并无寒热汗出。全是锢结在里，欲作内痈之象。部位脐左之上，内应乎肝，痈者，壅也血结必入于络。吐痰口气皆臭，内痈已见一班矣。

炒桃仁　新绛　降香末　野郁金汁　紫菀　冬瓜子　金银花

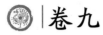 **卷九**

调经

愁郁气血滞

张二九　经先期色变，肤腠刺痛无定所，晨泄不爽利，从来不生育。由情怀少欢悦，多愁闷，郁则周行之气血不通，而脉络间亦致间断蒙痹。例以通剂。

川芎　当归　肉桂　生艾　小茴　茯苓　生香附　南山楂

益母膏丸。

脏燥

潘二七　经水不来，少腹刺痛鸣胀，大便不爽，心中热痛。食辛辣及酒，其病更甚。不敢通经，姑与甘缓。

甘麦大枣汤。

营虚干血劳

某　脉弱无力，发热汗出，久咳形冷。减食过半。显然内损成劳，大忌寒凉清热治嗽。姑与建中法，冀得加谷经行，犹可调摄。

桂枝五分　生白芍一钱半　炙草五分　枣肉三钱　饴糖二钱　归身一钱半

淋带

温邪伤阴

某　温邪劫阴，带下火升，胸痞，脉小数。

生地　阿胶　牡蛎　川斛　小麦　茯苓

崩漏

郁损肝脾

徐三三　肝脾郁损，血崩。

人参逍遥散去柴、术、炙草，加桑螵蛸、杜仲。

胎前

肝虚滑胎

程二六 殒胎每三月，是肝虚。

人参　阿胶　当归　白芍　川芎　桑寄生

子肿

程 怀妊八月，子肿，腹渐坠，正气虚弱。补剂必须理气，预为临产之算。

人参　茯苓　广皮　大腹皮　苏梗　砂仁末

产后

新产恶露瘀滞

钦 初产汗出眩晕，胸痞腹痛，宜通恶露。

炒山楂　延胡　郁金　赤芍　炒牛膝　香附　童便冲

益母草汤代水。

又，腹痛少缓，但胸痞痰多。治从上焦。

炒山楂　郁金　丹参　橘红　炒川贝　甜花粉

郁冒

唐 产后骤脱，参附急救，是挽阳固气方法。但损在阴分，其头痛汗出烦渴，乃阳气上冒。凡开泄则伤阳，辛热则伤阴，俱非新产郁冒之治道。尝读仲景书，明本草意，为是拟方于后，亦非杜撰也。

生左牡蛎一钱　生地二钱　上阿胶二钱　炒黑楂肉三钱　茺蔚子一钱半

中虚

金三八 经后即背寒不热，逾月不愈，嗽痰有血。自秋令产蓐，屡屡若伤风咳嗽，正月至谷减。思产后不复是下虚，形寒减食，先调脾胃，即和营卫法。

人参建中汤。

癥瘕

营络气聚结瘕

张　久痛在络，营中之气，结聚成瘕。始而夜发，继而昼夜俱痛，阴阳两伤。遍阅医药，未尝说及络病。便难液涸，香燥须忌。

青葱管　新绛　当归须　桃仁　生鹿角　柏子仁

厥阴寒滞呕泻

沈四十　肢冷腹痛，有形为瘕，久泻。

当归炒黑　小茴炒黑　上肉桂山楂炒黑　茯苓

又，冷利有瘕，遇冷则呕。

吴萸　炒小茴　延胡　茯苓　川楝子　生香附

热入血室

蓄血

吴氏　热病十七日，脉右长左沉，舌痿饮冷，心烦热，神气忽清忽乱。经来三日患病，血舍内之热气，乘空内陷，当以瘀热在里论病。但病已至危，从蓄血如狂例。

细生地　丹皮　制大黄　炒桃仁　泽兰　人中白

卷十

幼科要略

看三关法

滑氏云：小儿三岁以内，看男左女右，手虎口三节，曰三关。纹色紫热，红伤寒，青惊风，白疳病，黄色淡红，乃平常小恙，其筋纹宜藏，不宜暴露。若见黑色，则为危险。再脉纹见下截风关为轻，中截气关为重，上截命关为尤重耳，直透三关为大危。

痧疹

痧子吴音，瘄子浙江，疹北音丹。

痧属阳腑经邪，初起必从表治。症见头痛，喘急咳嗽，气粗呕恶。一日二日即发者轻，三五日者重。阳病七日外，隐伏不透，邪反内攻，喘不止，必腹痛胀秘闷危矣。治法宜苦辛清热，凉膈去硝黄。

方书谓足阳明胃疹，如云：布密，或大颗如痘，但无根盘。方书谓手太阴肺疹，但有点粒，无片片者，用辛散解肌。冬月无汗，壮热喘急，用麻杏，如华盖散三拗汤。夏月无汗，用辛凉解肌，葛根、前胡、薄荷、防风、香薷、牛蒡、枳、桔、木通之属。

痘

凡看痘，先论儿体强弱，辨肌色。如色白多气虚，色苍多血热，形象尪羸有宿病，或渴乳。肌柔白嫩者，痘必鲜明。苍黑皮粗者，色必暗晦。羸瘦病质，色燥形枯，必须辨依期长养，内症安和。

病躯出痘，即平常无奇，亦难调理。歌诀云：形体羸瘦骨如柴，肌肉枯焦神思衰，遍体铺排如此痘，纵能浆足亦堪嗟。

——初见腰痛足冤，不能起立者死，此毒伏于肾。

——初见腹胀胸高，续增喘哕者死。

——初见目睛呆瞪，或暗无光，或黑白高低，皆属紧闷症。

——初见痘，烦躁不止，即防疔斑，疔必现于隐处，多死。

——初见痘，痘不续发，斑色深紫，渐变蓝黑，六日内死。

——初见痘，紫斑渐起，痘反隐伏，此名紫斑白闷。

——初见痘，痘斑间杂，若似酒朱点墨必死。

疳

稚年五疳，犹大方之五劳。虽方书有五脏之分，是症夏令为多，固从脾胃。盖小儿乳食杂进，运化不及，初断乳后，果腥杂进，气伤滞聚，致热蒸于里，肌肉消瘦，腹大肢细，名曰丁奚。或善食，或不嗜食，或渴饮无度，或便泻白色。久延不已，多致凶危。宜忌食生冷腥肥凝滞。治法初用清热和中分利，次则疏补佐运。常有继病，治之无效，待妊妇产过自愈者。夏季霍乱吐泻，通用藿香正气散。

水泻，宜分利，四苓散。寒加姜、桂、热用芩、连。

腹痛宜疏气，调气用木香、青皮，有滞加炒楂肉、厚朴，重则加莱菔子、槟榔。

腹痛有热，用芩、芍、枳实，有寒则用草果、砂仁、吴萸。

吐泻后，能食，便反秘结者愈。不能食，神怯色痿者，防慢惊。治法调中温中。若有余热烦渴，甘寒或甘酸救津，故木瓜之酸，制暑通用要药。

痘

肝肾蕴毒闷症

高 点虽繁密，根脚绽立。寒凉药不宜太重，可以维持收功。

犀角　连翘　牛蒡　炒楂　紫草　丹皮　天虫　桔梗

鲍九朝　浆不外达，毒欲内陷，已经咬牙，滑泻呕恶。内症诸款，皆属深畏，十二十四，总属险关。痘子毒气，必气元旺，冀其托出。议以陈氏木香散，救里托毒。

人参　木香　丁香　官桂　炒归身　厚朴　广皮　肉果　诃子皮

疳

脾胃虚腑气不和

沈 稚年歇乳进谷，脾胃气馁少运，腹膨目医，是为五疳。夏日中土司令，久病投以补气，恰合调其脾胃。近日呕吐泄泻身热，乃寒暄失和，致食不易化，小溲既少，腑气不和。余幼科久疏，忆钱氏每以调中为主，而驱邪都主轻法，深虑脾土伤，则延惊痫耳。

益智仁　焦术　茯苓　广皮　藿香梗　厚朴　楂肉　泽泻

食伤脾胃

某七岁　食物不节，脾胃受戕，腹膨，大便不调，此属脾疳。

焦术　茯苓　广皮　益智仁　大腹皮　木瓜　炮姜　炒神曲

虫

湿热

陈七岁　湿伤，脾胃失调，下注小肠，虫从溺窍而出，粪溏完谷。不可温补。

黄柏　茯苓　猪苓　槐米　泽泻　萆薢

又，虫自小便而出，经月泻皆黏腻及不化食物。此非虚寒，皆湿内蕴，运化失司。当苦药胜湿兼理幼稚疳积。

黄连　黄柏　茅术　厚朴　泽泻　槐角子　木通　使君子　淡竹叶

三服后续进肥儿丸。

阳明热

汪十六　肛漏时肿，泻过白虫，手足阳明热甚。

槐角子　黄柏　榧子肉　生茅术　樗根白皮　小川连　茯苓　炒地榆

蒸饼为丸。

附录

集方

案中所用诸方，开载于后，以便初学之士查阅。

桂枝汤桂枝　白芍　炙草　生姜　大枣

桂枝加附子汤　即桂枝汤加附子。

苓桂术甘汤　茯苓　白术　桂枝　炙草

小建中汤　白芍　桂枝　炙草　生姜　大枣　饴糖

桂枝去芍药加蜀漆龙骨牡蛎救逆汤　桂枝　炙草　生姜　大枣　蜀漆　龙骨　牡蛎

生姜泻心汤　生姜　干姜　半夏　黄芩　黄连　甘草　人参　大枣

甘草泻心汤　甘草　干姜　半夏　黄芩　黄连　大枣

半夏泻心汤　半夏　黄芩　黄连　人参　炙草　干姜　大枣

附子泻心汤　附子　黄芩　黄连　大黄

黄芩汤　黄芩　白芍　甘草　大枣

黄连阿胶汤　黄芩　黄连　白芍　阿胶　鸡子黄

旋覆花代赭石汤　旋覆花　代赭石　人参　半夏　甘草　生姜　大枣

炙甘草汤又名复脉汤　炙草　桂枝　人参　麻仁　生地　阿胶　麦冬　生姜　大枣

乌梅丸　乌梅　人参　当归　黄连　黄柏　桂枝　干姜　蜀椒　附子　细辛

白虎汤　石膏　知母　甘草　粳米

白虎加人参汤　即白虎汤加人参。

竹叶石膏汤　竹叶　石膏　人参　麦冬　半夏　甘草　粳米

白头翁汤　白头翁　秦皮　黄连　黄柏

大黄黄连泻心汤　大黄　黄连

猪肤汤　猪肤　白蜜　白粉

四逆汤　甘草　干姜　附子

人参四逆汤　即四逆汤加人参。

通脉四逆汤　即四逆汤加葱白。更有随症加法。

通脉四逆加猪胆汁汤　即通脉四逆汤加猪胆汁。

白通汤　葱白　干姜　附子

白通加猪胆汁汤　即白通汤加猪胆汁、人尿。

术附汤　白术　附子　甘草　生姜　大枣

桂枝附子汤　桂枝　附子　甘草　生姜　大枣

理中汤丸同　人参　甘草　白术　干姜

吴茱萸汤　吴茱萸　人参　生姜　大枣

真武汤　茯苓　白芍　白术　附子　生姜

桃花汤　赤石脂　干姜　粳米

麻黄杏仁甘草石膏汤　麻黄　杏仁　甘草　石膏

小青龙汤　麻黄　桂枝　白芍　干姜　细辛　五味子　甘草　半夏

栀子豉汤　栀子　香豉

桃仁承气汤　桃仁　桂枝　大黄　芒硝　甘草

四逆散　柴胡　枳实　白芍　甘草

白散　桔梗　贝母　巴豆

五苓散　猪苓　茯苓　泽泻　白术　桂枝

猪苓汤　猪苓　茯苓　泽泻　阿胶　滑石

牡蛎泽泻散　牡蛎　泽泻　海藻　蜀漆　葶苈　商陆根　栝蒌根

上仲景《伤寒》中方。

鳖甲煎丸　鳖甲　乌扇　黄芩　柴胡　鼠妇　干姜　大黄　芍药　桂枝　葶苈　石苇　厚朴　丹皮　瞿麦　紫威　半夏　人参　蟅虫　阿胶　蜂窠　赤硝　蜣螂　桃仁　煅灶下灰　清酒

《千金方》有海藻、大戟，无鼠妇、赤硝。

白虎加桂枝汤　即白虎汤加桂枝。

崔氏八味丸　干地黄　山茱萸　山药　丹皮　茯苓　泽泻　附子　桂枝

桂枝加龙骨牡蛎汤　即桂枝汤加龙骨、牡蛎。

酸枣仁汤　枣仁　甘草　知母　茯苓　川芎

黄芪建中汤　即小建中汤加黄芪。

皂荚丸　皂荚。蜜丸，枣膏汤送。

麦门冬汤　麦冬　半夏　人参　甘草　大枣　粳米

葶苈大枣泻肺汤　葶苈　大枣

千金苇茎汤　苇茎　苡仁　桃仁　瓜瓣

栝楼薤白白酒汤　栝楼实　薤白　白酒

赤石脂丸　蜀椒　乌头　附子　炮姜　赤石脂

附子粳米汤　附子　半夏　甘草　粳米　大枣

当归生姜羊肉汤　当归　生姜　羊肉

甘遂半夏汤　甘遂　半夏　芍药　甘草一本无

木防己汤　木防己　石膏　桂枝　人参

小半夏汤　半夏　生姜

外台茯苓饮　茯苓　人参　白术　枳实　橘皮　生姜

桂苓五味甘草汤　桂枝　茯苓　五味　甘草

越婢汤　麻黄　石膏　甘草　生姜　大枣

防己茯苓汤　防己　黄芪　桂枝　茯苓　甘草

大半夏汤　半夏　人参　白蜜

大黄牡丹汤　大黄　丹皮　桃仁　瓜子　芒硝

当归建中汤　即小建中汤加当归。

甘草小麦大枣汤　甘草　小麦　大枣

旋覆花汤　旋覆花　葱　新绛

肾气丸　与崔氏八味丸同。

上《金匮要略》中方。

六味地黄丸　即八味去桂、附。煎服，名六味地黄汤。

都气丸　即六味丸加北味。再加附子名附都气丸。

还少丹　熟地　山药　牛膝　枸杞　山萸　茯苓　杜仲　远志　五味子　楮实　小茴　巴戟　苁蓉　石菖蒲

丹溪滋阴大补丸　即还少丹去楮实。

黑地黄丸　苍术　熟地　五味　干姜

虎潜丸　熟地　虎胫骨　龟板　黄柏　知母　琐阳　当归　牛膝　白芍

陈皮　羯羊肉

　　天真丸　精羊肉　肉苁蓉　山药　当归　天冬　黄芪　人参　白术

　　三才汤　天冬　熟地　人参

　　大造丸　紫河车　龟板　人参　熟地　天冬　麦冬　黄柏　牛膝　杜仲

　　人参固本丸　人参　天冬　麦冬　生地　熟地

　　天王补心丸　生地　人参　元参　丹参　枣仁　远志　茯神　柏子仁　天冬　麦冬　当归　五味　桔梗　石菖蒲　辰砂

　　孔圣枕中丹　龙骨　龟板　远志　菖蒲

　　大补阴丸　黄柏　知母　熟地　龟板　猪脊髓

　　滋肾丸　黄柏　知母　肉桂

　　斑龙丸　鹿角胶　鹿角霜　熟地　菟丝子　柏子仁

　　玉真丸　硫黄　硝石　石膏　半夏

姜汁糊丸。

　　来复丹　玄精石　硫黄　硝石　五灵脂　青皮　陈皮

　　半硫丸　半夏　硫黄

　　黑锡丹　黑铅　硫黄

　　二至丸　冬青子　旱莲草

　　参苓白术散　人参　茯苓　白术　甘草　山药　扁豆　苡仁　建莲　砂仁　桔梗　陈皮

　　玉屏风散　黄芪　防风　白术

　　四君子汤　人参　茯苓　白术　甘草

　　六君子汤　即四君子加陈皮、半夏。

　　异功散　即四君子汤加陈皮。

　　四兽饮　即六君子汤加乌梅、草果、生姜、大枣。

　　六神散　即四君子汤加山药、扁豆、姜、枣煎。

　　补中益气汤　人参　黄芪　白术　甘草　陈皮　当归　升麻　柴胡　生姜　大枣

　　三拗汤　麻黄　杏仁　甘草

　　葱豉汤　葱白　淡豆豉

　　川芎茶调散　川芎　薄荷　荆芥　羌活　白芷　甘草　防风　细辛

为末，茶调服。

霞天膏　牛肉熬膏，加面。

防风通圣散　防风　荆芥　麻黄　连翘　薄荷　川芎　当归　白芍　白术　山栀　大黄　芒硝　黄芩　石膏　桔梗　甘草　滑石　姜　葱

温胆汤　陈皮　半夏　茯苓　甘草　枳实　竹茹

十味温胆汤　即温胆汤加人参、远志、枣仁、熟地。

逍遥散　柴胡　当归　白芍　白术　茯苓　甘草　煨姜　薄荷

本方加丹皮、山栀，名加味逍遥散。

六和汤　砂仁　藿香　厚朴　杏仁　半夏　扁豆　木瓜　人参　赤茯苓　白术　甘草　姜　枣

藿香正气散　藿香　紫苏　白芷　大腹皮　茯苓　白术　陈皮　半夏曲　厚朴　桔梗　甘草　姜　枣

驻车丸　黄连　阿胶　干姜　当归

越鞠丸　香附　苍术　川芎　神曲　山栀

四物汤　生地　当归　白芍　川芎

张子和玉烛散　归尾　生地　川芎　赤芍　大黄　芒硝　甘草

归脾汤　人参　白术　茯神　枣仁　龙眼肉　黄芪　当归　远志　木香　炙草　生姜　大枣

人参养荣汤　人参　茯苓　白术　甘草　当归　白芍　熟地　黄芪　肉桂　五味　远志　陈皮

加姜、枣。

犀角地黄汤　犀角　生地　白芍　丹皮

地黄饮子　熟地　巴戟　山萸　苁蓉　附子　官桂　石斛　茯苓　菖蒲　远志　麦冬　五味

活络丹　川乌　草乌　胆星　地龙　乳香　没药

附子理中汤　即理中汤加附子。

理中安蛔丸　即理中汤去甘草，加茯苓、川椒、乌梅。

连理汤　即理中汤加黄连、茯苓。

治中汤　即理中汤加青皮、陈皮。

四神丸　破故纸　五味　肉果　吴萸

清暑益气汤　人参　黄芪　白术　苍术　青皮　陈皮　神曲　甘草　麦冬　五味　当归　黄柏　泽泻　升麻　葛根

加姜、枣。

生脉散　人参　麦冬　五味

益元散　滑石　甘草　辰砂

大顺散　干姜　肉桂　杏仁　甘草

四苓散　猪苓　茯苓　泽泻　白术

桂苓丸　肉桂　茯苓

蜜丸。

胃苓散　即平胃散合五苓散。

加味肾气丸　即六味丸加附子、肉桂、车前、牛膝。

浚川散　黑牵牛　大黄　甘遂　芒硝　郁李仁　木香

萆薢分清饮　川萆薢　石菖蒲　乌药　益智仁　甘草梢　食盐　茯苓

禹功散　黑牵牛　茴香

姜汁调，或加木香。

琼玉膏　地黄　茯苓　人参　白蜜

臞仙加琥珀、沉香。

通幽汤　当归　升麻　桃仁　红花　甘草　生地　熟地

白虎加苍术汤　即白虎汤加苍术。

凉膈散　连翘　大黄　芒硝　甘草　山栀　黄芩　薄荷

当归龙荟丸　当归　龙胆草　山栀　黄连　黄柏　黄芩　大黄　青黛　芦荟　木香　麝香

蜜丸，姜汤下。

左金丸　黄连　吴萸

水泛丸。

戊己汤　黄连　吴萸　白芍

甘露饮　生地　熟地　天冬　麦冬　石斛　茵陈　黄芩　枳壳　枇杷叶　甘草

一方加桂、苓，名桂苓甘露饮。

河间桂苓甘露饮　滑石　石膏　寒水石　甘草　白术　茯苓　泽泻　猪苓　肉桂

每服五钱。张子和去猪苓，减三石一半，加人参、干葛、藿香、木香，亦名桂苓甘露饮。

泻白散　桑皮　地骨皮　甘草　粳米

导赤散　生地　木通　甘草梢　淡竹叶

紫雪　黄金　寒水石　石膏　滑石　磁石　升麻　元参　甘草　犀角　羚羊角　沉香　木香　丁香　朴硝　硝石　辰砂　麝香

清骨散　银柴胡　胡黄连　秦艽　鳖甲　地骨皮　青蒿　知母　甘草

二陈汤　半夏　陈皮　茯苓　甘草　生姜

二贤散　陈皮　甘草

控涎丹　甘遂　大戟　白芥子

滚痰丸　青礞石　沉香　大黄　黄芩　焰硝

白金丸　白矾　郁金

平胃散　苍术　厚朴　陈皮　甘草

橘半枳术丸　白术　枳实　橘皮　半夏

保和丸　山楂　神曲　茯苓　半夏　陈皮　卜子　连翘

水陆二仙丹　金樱膏　芡实

桑螵蛸散　人参　茯神　远志　石菖蒲　桑螵蛸　龙骨　龟板　当归

蜡矾丸　黄蜡　白矾

胶艾四物汤　即四物汤加阿胶、艾叶。

柏子仁丸　柏仁　牛膝　卷柏　泽兰　续断　熟地

上汪讱庵《医方集解》中方。

补阴益气煎　人参　当归　山药　熟地　陈皮　炙草　升麻　柴胡　生姜

两仪膏　人参　熟地

熬膏，白蜜收。

贞元饮　熟地　炙草　当归

玉女煎　生石膏　熟地　麦冬　知母　牛膝

理阴煎　熟地　当归　炙甘草　干姜

或加肉桂。

何人饮　何首乌　人参　当归　陈皮　煨姜

参附汤　人参　制附子

芪附汤　黄芪　制附子

加生姜。

青囊斑龙丸 鹿角胶 鹿角霜 柏子仁 菟丝子 熟地 茯苓 补骨脂

斑龙二至百补丸 鹿角 黄精 杞子 熟地 菟丝子 金樱子 天冬 麦冬 牛膝 楮实子 龙眼肉

以上药，同鹿角熬成膏，加入炼蜜，调入后药末，杵合为丸。

鹿角霜 人参 黄芪 芡实 茯苓 山药 知母 熟地 萸肉 五味子

十味为细末，和前膏为丸。

秫米半夏汤 秫米 半夏

钱氏益黄散 陈皮 青皮 诃子肉 炙草 丁香

和中丸 白术 厚朴 陈皮 半夏 槟榔 枳实 炙草 木香

东垣和中丸 人参 白术 炮姜 炙草 陈皮 木瓜

神保丸 木香 胡椒 干蝎 巴豆

子和导水丸 大黄 黄芩 滑石 黑丑

脾约丸 大黄 杏仁 厚朴 麻仁 枳实 芍药

华盖散 麻黄 苏子 桑皮 杏仁 赤苓 橘红 甘草

石刻安肾丸 附子 肉桂 川乌 川椒 巴戟 菟丝子 破故 赤石脂 远志 茯神 茯苓 苍术 山茱萸 杜仲 胡芦巴 石斛 韭子 小茴 苁蓉 柏子仁 川楝子 鹿茸 青盐 山药

王荆公妙香散 人参 龙骨 益智仁 茯神 茯苓 远志 甘草 朱砂

猪肚丸 白术 苦参 牡蛎 猪肚一具

刘松石方。

威喜丸 茯苓 猪苓 黄蜡

交加散 生地 生姜

乌鲗鱼骨丸 乌鲗鱼骨 藘茹_{即茜草根} 雀卵

鲍鱼汤下。

三豆饮 大黑豆 赤小豆 绿豆

甘草水煮。

万氏牛黄清心丸 黄连 黄芩 山栀 郁金 辰砂 西牛黄

上《景岳全书》中方。

以上四部书，谅业医者必备，故但开药品，其分量炮制，加减服法，以及治症。俱未载明。并内有峻利之方，所服不过几厘几粒者，须按方查阅，切勿草率臆度。且不遵古法，不惟无效，反有遗误，慎之。

清燥救肺汤　经霜桑叶三钱　杏仁七分，去皮尖，炒黄　麦冬一钱二分，去心　石膏二钱半　人参七分　阿胶八分　胡麻仁一钱，炒　甘草一钱　枇杷叶一片，去毛筋

水一碗，煎六分。食远服。

进退黄连汤　川黄连姜汁炒，一钱半　干姜炮，一钱半　人参人乳拌蒸，一钱半　桂枝一钱　半夏姜制，一钱半　大枣

上，进法：用本方三味不制，水三茶钟，煎减半，温服。退法：桂枝不用，黄连减半，或加肉桂五分，如上制，煎服。

当归桂枝汤　即桂枝汤加当归。

茯苓桂枝汤　即桂枝汤加茯苓。

参归桂枝汤　即桂枝汤加人参、当归。

人参建中汤　即建中汤加人参。

参芪建中汤　即建中汤加人参、黄芪。

归芪建中汤　即建中汤加当归、黄芪。

吴萸理中汤　即理中汤加吴萸。

人参温胆汤　即温胆汤加人参。

黄连温胆汤　即温胆汤加黄连。

星附六君子汤　即六君子汤加制南星、白附子。

生脉四君子汤　即生脉散合四君子汤。

生脉六味汤　即生脉散合六味汤。

养营汤　即人参养营汤。

六神汤　即陈无择六神散。即四君子加山药、扁豆。

戊己汤　即四君子汤加陈皮、白芍。

苓姜术桂汤　只此四味。

五子五皮汤　即五皮饮加杏仁、苏子、葶苈、白芥子、卜子。

加桂理中汤　即理中汤加桂。

子和桂苓汤　即子和桂苓饮。

资生丸　人参　白术土炒　苡仁各三两　山楂肉　神曲　橘红各二两　扁豆　莲肉　厚朴各一两　山药　茯苓　麦芽　芡实各一两半　桔梗　甘草炙　藿香各五

钱　泽泻　川黄连　白豆蔻各三钱半

上制为末，炼蜜丸，每丸重二钱，每服一丸，醉饱后二丸，细嚼，淡姜汤下。

聚精丸　黄鱼螵胶一斤，切碎，蛤粉炒　沙苑蒺藜八两，马乳浸，隔汤煮一炷香

上为末，炼蜜丸，每服八十丸，白汤下。

禹余粮丸　蛇含石本草名蛇黄，大者三两，醋煅透　禹余粮石三两，层数多者佳，醋煅透　钢针砂五两，醋煅透

三物各研极细，配入下项药：

羌活　川芎　三棱　蓬术　白蔻　白蒺　陈皮　青皮　木香　大茴炒　牛膝　当归　炮姜附子炮　肉桂各五钱

上制为末，入前药拌匀，神曲糊为丸，如桐子大。食前，或温酒，或白汤送下三十丸至五十丸，最要忌盐。一毫不可入口，否则病发愈甚。日三服。兼用温和调补药助之。此方又名大针砂丸。此方去附子、蓬术、青皮，加茯苓，叶氏名针砂丸。

小温中丸　白术二两　茯苓一两　陈皮一两　熟半夏一两甘草三钱　神曲炒，一两　生香附一两半　苦参炒，五钱　黄连炒，五钱　针砂醋炒红，研如飞面，一两半

为末，醋水各半，打神曲糊为丸桐子大。每服七八十丸，白术六钱，陈皮一钱，生姜一片，煎汤下。虚甚者加人参一钱，本方去黄连，加厚朴半两，忌口。病轻服至六七两，小便长。甚者服一斤，小便始长。

缪仲淳脾肾双补丸　人参　莲肉炒　山萸烘　山药炒各一斤　五味子蜜蒸　菟丝子各一斤半　橘红　砂仁炒各六两　车前子米泔洗　巴戟肉甘草汁煮，各十二两　肉豆蔻十两　补骨脂盐水浸二日，炒，一斤

上为末，炼蜜丸。如虚而有火者，或火盛肺热者，去人参、肉豆蔻、巴戟、补骨脂。忌羊肉、羊血。

阿魏丸　阿魏七钱　鳖甲二两　黄芪　广皮　枳实　柴胡　白术各一两　青皮　草果　黄芩　当归　茯苓各八钱　白蔻仁七钱　山楂一两　神曲一两　延胡

水法丸。

又方　阿魏　连翘　胡黄连　山楂　青皮　山棱　蓬术　陈皮　半夏　麦芽　厚朴　莱菔子　甘草

更衣丸　朱砂五钱，研　芦荟七钱，研

好酒和丸，每服一钱二分。

济生肾气丸　即八味丸加车前、牛膝。叶氏用茯苓八两为君，熟地只用四两。又薛氏济生丸分量不同。

海粉丸　蛤粉　栝蒌实　杏仁各一两　广皮　紫苏各二两　白术　土贝母各四两　紫菀三两　木香五钱

炼蜜丸。

葱白丸　熟地四两　白芍　当归　川楝子　茯苓各二两　川芎　枳壳　厚朴　青皮　神曲　麦芽各一两半　三棱　蓬术各一两　干姜　大茴　木香各七钱　肉桂五钱

用葱白汁丸。

又方　人参　阿胶　川芎　当归　厚朴

用葱白汁丸。

安胃丸　乌梅　川椒　附子　桂枝　干姜各一两　黄柏二两　黄连五钱　川楝子肉　广皮　青皮各二两　白芍三两　人参量加如，有邪者可勿用

再用川椒、乌梅汤法丸。一方无广皮，有当归、细辛。

妙香丸　巴豆三百十五粒，去皮心膜，炒熟，研如面　牛黄研龙脑研　麝香研轻粉研，各三两　朱砂研飞，九两　真金箔九十片

上各研匀，炼黄蜡六两，入白蜜三分同炼，匀为丸，每两作三十丸。

海蛤丸　天冬　栝蒌霜　海浮石　蛤粉　风化硝　桔梗　橘红　香附　竹沥　姜汁

蜜丸。

术菟丸　白术　菟丝

又，景岳新方苓术菟丝丸。

局方龙荟丸　即当归龙荟丸。

白蒺藜丸　即一味，用山栀汤制为丸，用大豆黄卷汤送下。

禹粮石脂丸　即二味为丸。

橘术丸　即二味为丸。

真武丸　即真武汤作丸。

归脾丸　即归脾汤料作丸。

桑麻丸　桑叶　黑芝麻

蜜丸。

浚川丸　即浚川散。

禹功丸 即禹功散。

生脉六味丸 即六味丸合生脉散。

肥儿丸 《景岳全书》中有四方。

益母丸 此方不一，总用益母草膏为君，有加四物、香附、山楂者。有去山楂加阿胶者，有加八珍、香附、砂仁、楂肉者。

东垣清心凉膈散 连翘　薄荷　黄芩　山栀　桔梗　甘草　竹叶

水煎服。

金铃子散 金铃子<small>即川楝子，去核，一两</small>　延胡索<small>一两</small>

为末，每服三钱，酒调服，水煎服亦可。

虎杖散 杜牛膝根汁<small>二三两，古方本用虎杖草汁，今人不识此草，故以土牛膝根汁代之</small>　当门子麝香<small>一分，研</small>

上将麝香入汁中和匀，隔汤炖温服。

葛可久花蕊石散 花蕊石，煅存性，研如粉。以童便一盏，男人入酒少许，女人入醋少许，煎温食后调服三钱，甚者五钱。能使瘀血化为黄水，后用独参汤补之。

归芍异功散 即异功散加当归、白芍。

鸡鸣散 牛蒡子<small>炒香，研细，临服加入雄鸡冠血五匙，状元红酒少许，调匀以炒荆芥三分煎汤送</small>

通圣散 即防风通圣散。

归芪异功散 即异功散加当归、黄芪。

香砂异功散 即异功散加木香、砂仁。

正气散 即藿香正气散。

玉壶丹 即扁鹊玉壶丸。

治命门火衰，阳气暴绝，寒水臌胀，却有神效。古吴王晋三先生得异授制法，当宗之。好硫黄八两，配真麻油八两，以硫打碎，入冷油内，炖炉上。炭火宜微勿烈，以桑条徐调。候硫溶尽，即倾入大水内，急捞去上面油水，其色如金。取缸底净硫，称见若干两，仍配香麻油若干两，照前火候再溶再倾，连前共三转。第四转用真棉花核油配硫若干两，照前火候再溶，再倾入大水内，捞去上面油水，其色如绛。第五转用肥皂四两，水中同煮六时。第六转用皂荚四两，水中同煮六时，拔净制硫之油，捞去其水，其色如硫火之紫。第七转用炉中炭灰淋碱水制六时。第八转用水豆腐制六时，拔净皂碱之性。第九转用田字草出水荒稻田中，其叶如田字，八九月采捣汁，和水煮六时，临用研如飞面。凡净硫一两，配炒糯米粉二两，或水法或湿捣为丸，每服以硫三分为准，渐加至一钱止，开水温下。

回生丹　大黑豆三升，用水浸取壳，用绢袋盛壳，用豆煮熟，去豆不用，将壳晒干，其汁留用　红花三两炒黄色，入好酒四碗，煎十余滚，去渣存汁听用　苏木三两，河水五碗，煎汁三碗听用　大黄一斤，为末　陈米醋九斤

上将大黄末一斤，入净锅，下醋三斤，文火熬。用长木筯不住手搅之。将成膏，再加醋三斤，熬之，又加醋三斤，次第加毕。然后下黑豆汁三碗，次下苏木汁，次下红花汁，熬成大黄膏，取入瓦盆盛之。大黄锅焦亦铲下，入后药同磨。

人参二两　川芎　当归　熟地　茯苓　香附　延胡　苍术米泔浸，炒　桃仁　蒲黄各一两　乌药二两半　牛膝　地榆　橘红　白芍　羌活　炙草　五灵脂　山萸三棱各五钱　良姜　木香各四钱　木瓜　青皮　白术各三钱　益母草二两　乳香　没药各二钱　马鞭草五钱　秋葵子三钱

上三十味，并前黑豆壳共晒干为细末，入石臼内，下大黄膏，再下炼熟蜜一斤，共捣干捶为丸。每丸重二钱七分，静室阴干二十余日，不可烘晒。干后止重二钱，外以蜡作壳护之，用时去蜡调服。一方无益母草、马鞭草、秋葵子三味，并不用蜜，醋止用八碗。

至宝丹　犀角镑　朱砂研，水飞　雄黄研，水飞　琥珀研　玳瑁各一两镑　水安息香一两，无灰酒熬成膏，如无，以旱安息香代之　西牛黄五钱　麝香一钱　龙脑一钱　金银箔各五十片

为极细末，将安息香膏重汤煮，入诸药搜和，分作百丸，蜡护，临服剖，用参汤化下。

紫金丹　牛黄　冰片　狗宝　鸦片各六分　广木香二两
上为末，人乳丸，重五厘，金箔为衣。

震灵丹　禹粮石　赤石脂　紫石英　代赭石各四两
上四味作小块，入净锅中，盐泥封固，候干，用炭十斤煅，炭尽为度，入地出火气，必得二昼夜，研细末。

乳香二两　没药二两　朱砂水飞一两　五灵脂二两
为末，同前四味和匀，糯米饭丸，宜坚细。

四顺清凉饮　大黄　当归　芍药　甘草

各等分，水煎服。

露姜饮　人参　生姜

水煎，露一宿，空心隔汤炖温服。

子和桂苓饮　即桂苓甘露饮。

七香饼　香附一两二钱　丁香皮一两二钱　甘松八钱　益智仁六钱　砂仁二钱
蓬术二钱　广皮二钱

阿胶鸡子黄汤非黄连阿胶汤、河间中满分消汤、清阿胶丸、蠲痛丹、香连
饮，以上五方俟考。

按：先生虽善用古方，然但取其法，而并不胶柱。观其加减之妙，如复脉、
建中、泻心等类，至用牡蛎泽泻散，只取此二味，故案中有但书用某方，而不
开明药味者，决非尽用板方，必有加减之处，观者以意会之可也、论中所述诸
方开列于后以便查阅。

麻黄人参芍药汤　桂枝　麻黄　黄芪　炙草　白芍　人参　麦冬　五味
当归

甘草汤　生甘草

生姜甘草汤　生姜　人参　甘草　大枣

调中益气汤　即补中益气汤去当归、白术，加木香、苍术。

升阳益胃汤　羌活　防风　独活　白芍各五钱　广皮四钱　黄芪二两　人参
半夏　炙甘草各五钱　柴胡　黄连各二钱　白术　茯苓　泽泻各三钱

每服三钱，加姜、枣煎。

桂枝黄连汤　即仲景黄连汤。黄连　桂枝　干姜　人参　半夏　炙草

温脾汤　干姜　肉桂心　熟附子　炙草　枳实　厚朴各二两　大黄四钱
用一两水煎服。

橘皮汤　橘皮　生姜

橘皮竹茹汤　橘皮　竹茹　大枣　生姜　甘草　人参

生姜半夏汤　半夏　生姜汁

苍术石膏汤　苍术　石膏　知母　甘草

滋燥养营汤　当归　生地　熟地　白芍　甘草　黄芩　秦艽　防风

兰草汤　兰草即省头草，水煎服。

洁古芍药汤　芍药　归尾　黄芩　黄连　大黄　木香　槟榔　甘草　肉桂

葛根芩连汤　葛根　甘草　黄芩　黄连

茅术理中汤　即理中汤。白术换茅术。

厚朴三物汤　厚朴　大黄　枳实

厚朴温中汤　厚朴　陈皮　甘草　木香　草蔻　干姜　茯苓

下瘀血汤　大黄　桃仁　䗪虫

舒筋汤　赤芍　海桐皮　当归　白术_{各钱半}　片姜黄_{二钱}　羌活　炙草_{各一钱}

水姜煎，去渣，磨入沉香汁少许，食前服。

通气防风汤　柴胡　升麻　黄芪_{各一钱}　防风　陈皮　羌活　人参　甘草_{各五分}　藁本　青皮_{各三分}　蔻仁_{二分}　黄柏_{一分}

元参升麻汤　元参　升麻　僵蚕　牛蒡　连翘　防风　黄芩　黄连　桔梗　甘草

芎归汤　川芎　当归

泽术汤　泽泻　白术

茵陈四逆汤　附子　干姜　炙草　茵陈

坎炁汤_{即坎炁丹}　坎炁　人乳粉　熟地　人参　枸杞子

酒酿、白蜜同炼捣丸，米饮送。

补血汤　黄芪　当归

黄连竹茹橘皮半夏汤　黄连　竹茹　橘皮　半夏

左归丸　熟地　山药　枸杞　山萸　牛膝　菟丝子　鹿角胶　龟胶

右归丸　熟地　山药　枸杞　山萸　菟丝子　鹿角胶　杜仲　当归　肉桂　附子

金刚丸　萆薢　杜仲　肉苁蓉　菟丝子

四斤丸　木瓜　天麻　苁蓉　牛膝　附子　虎骨

或加乳香、没药。

柏子仁丸　柏子仁　人参　白术　半夏　北味　牡蛎　麻黄根　麦麸

枣肉丸。

五仁丸　火麻仁　郁李仁　柏子仁　松子仁　桃仁

指迷丸茯苓丸　即指迷茯苓丸。

清六丸　滑石　甘草　红曲

苏合香丸　苏合香　安息香　犀角　冰片　麝香　香附　木香　熏陆香　沉香　丁香　白术

炼蜜丸，朱砂为衣，外作蜡丸。

五痫丸　朱砂　真珠　雄黄　水银　黑铅

炼蜜丸　如麻子大。每服三四丸。

朱砂安神丸　朱砂　黄连　生地　当归　甘草

人参丸　人参　茯苓　茯神　枣仁　远志　益智仁　牡蛎　朱砂

枣肉丸。

茯菟丸　茯苓　菟丝子　建莲

酒糊丸，或加五味子。

苓术菟丝丸　茯苓　白术　菟丝子　莲肉　山药　炙草　五味子　杜仲

济生固精丸　牡蛎　菟丝子　韭子　龙骨　北五味　桑螵蛸　白石脂
茯苓

家韭子丸　家韭子　鹿茸　肉苁蓉　牛膝　菟丝子　熟地　当归　巴戟
杜仲　石斛　肉桂　炮姜

乌鸡煎丸　乌骨雄鸡一只　乌药　蛇床子　丹皮　白术　人参　黄芪各一两
茅术米泔浸一两半　海桐皮　红花　白芍　肉桂　附子炮　川乌炮　莪术　陈皮
各二两　熟地洗焙　延胡　木香　肉果　草果　琥珀各五钱

上细剉，以乌鸡汤焯去毛及肠杂，将上药纳鸡肚内，用新瓷瓶以好酒一斗
同煮令干，去鸡骨，以油单盛焙干为末，炼蜜和丸如桐子大，每服三十丸，随
症用汤引下。

安蛔丸　即理中安蛔丸。

侯氏黑散　菊花　白术　防风　桔梗　黄芩　细辛　茯苓　牡蛎　人参
矾石　当归　干姜　川芎　桂枝

为散，酒服。

鸡金散　鸡内金　沉香　砂仁　陈香　橡皮

天水散　即六一散。

本事方神效散　白海浮石　蛤粉　蝉蜕

为细末，用大鲫鱼胆七个调，服三钱。

人参败毒散　人参　羌活　独活　柴胡　前胡　川芎　桔梗　茯苓　甘草
枳壳　薄荷　生姜

瓜蒂散　瓜蒂　赤小豆　香豉

苍耳散　白芷　薄荷　辛夷　苍耳

为末，葱、茶汤调服。

圣济透关散　雄黄　猪牙皂　莱藜芦

等分研末，先含水一口，用药吹鼻，即吐去水，备急如圣散有白矾等分。

花蕊石散　花蕊石四两　硫黄一两

研细，泥封煅赤，服一钱，童便下。

失笑散　蒲黄　五灵脂

五积散　白芷　陈皮　厚朴　当归　川芎　芍药　茯苓　桔梗　苍术　枳壳　半夏　麻黄　干姜　肉桂　甘草　姜　葱

牛黄膏　牛黄二钱半　朱砂　郁金　丹皮各三钱　冰片一钱　甘草一钱

炼蜜丸如柏子大，每服一丸，新水化下。

三才封髓丹　天冬　熟地　人参　黄柏　砂仁　甘草

一气丹　河车一具　人乳粉四两　秋石四两　红铅五钱

蜜丸，每丸重七厘。

琥珀黑龙丹　即黑龙丹　当归　五灵脂　川芎　良姜　熟地各二两，剉碎入砂锅内，纸筋盐泥固济，火煅过　百草霜一两　硫黄　乳香各二钱　琥珀　花蕊石各一钱

上为细末，醋糊丸如弹子大，每用一二丸，炭火煅红，投入生姜自然汁浸碎，以童便合酒调灌下。

左归饮　熟地　山药　枸杞　炙草　茯苓　山萸

右归饮　即左归饮去茯苓，加杜仲、肉桂、附子。

温胃饮　人参　白术　炮姜　扁豆　当归　陈皮　炙草

归气饮　熟地　茯苓　扁豆　炮姜　丁香　藿香　炙草　陈皮

大和中饮　陈皮　枳实　砂仁　麦芽　厚朴　山楂　泽泻

四柱饮　人参　附子　茯苓　木香

六柱饮　即四柱饮加肉豆蔻、诃子。

五磨饮子　乌药　沉香　槟榔　枳实　木香

白酒磨服。

生铁落饮　生铁落，清水浸研，澄饮水。

普济消毒饮　黄芩　黄连　陈皮　甘草　元参　连翘　板蓝根　牛蒡　薄荷　僵蚕　升麻　柴胡　桔梗　马勃

或加人参，便闭加大黄。

清心莲子饮 石莲肉 人参 黄芪 茯苓 柴胡 黄芩 地骨皮 麦冬 车前 甘草

七福饮 人参 熟地 当归 白术 枣仁 远志 炙草

胃关煎 熟地 白术 山药 扁豆 炮姜 吴萸 炙草

二阴煎 生地 麦冬 枣仁 甘草 元参 茯苓 黄芩 木通

秘元煎 人参 茯苓 白术 炙草 枣仁 山药 芡实 五味 远志 金樱子

固阴煎 人参 熟地 山药 山萸 远志 炙草 五味 菟丝子

保阴煎 生地 熟地 白芍 山药 川断 黄芩 黄柏 甘草

寿脾煎 人参 白术 炙草 当归 山药 枣仁 炮姜 建莲肉 远志

玉钥匙 马牙硝—两半 硼砂五钱 白僵蚕—钱半 冰片—字

为末，以纸管吹五分入喉中。

蒲黄酒 蒲黄—两，炒褐色 清酒十爵沃之。温服。

柳选四家医案

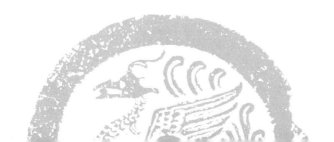

<h1 style="text-align:center">导 读</h1>

成书背景

《柳选四家医案》由清代柳宝诒选评。刊于 1904 年。本书系柳氏选取清代四位医家治案，分类编辑而成。包括尤在泾《静香楼医案》2 卷，曹仁伯《继志堂医案》2 卷，王旭高《环溪草堂医案》3 卷，张仲华《爱庐医案》24 条。柳氏按病类拟定总目，下据不同的病证又分若干子目，便于读者查阅。医案以内科杂病为主，理、法、方、药较为完备。按语简明中肯，有一定见解。诸家医案经柳氏编选评注，光彩溢发，阅读顺畅，因而受到后世推崇。如《留香馆医话》云："《柳选四家医案》为最合时宜之名，构方案皆当时原本，不加雕琢，置之案头，亦一良导师也。"现存清刻本、石印本，1949 年后有排印本。

《静香楼医案》

分上、下两卷，32 门，载案 207 则。每案详叙脉证、理法、方药，分析病因病机，按病之标本缓急施治，立法严谨，方药稳妥，体现了尤氏善用经方且能灵活化裁，不蹈袭成方的特点。尤氏医案除了附刻于《医学读书记》31 则外，别无刻本，故本书所选医案对于学习和研究尤氏的学术思想、临证经验是十分宝贵的。

《继志堂医案》

分上、下两卷，23 门，载案 153 则。每案详列病因、病机、辨证、治法及方药，其中复诊医案较多，曹氏每次更方必详其所以，有助于读者了解诊治的全过程。曹氏论治重视天人关系，善于从调理脏腑入手，辨证精细，立方平稳。所附咳喘证治括要详细辨析咳喘证治方法，于临证多有裨益。

《环溪草堂医案》

分上、中、下 3 卷，35 门，载案 255 则。每案于分析病因病机中叙述脉症，辨证立法，对于复诊亦详加记录。论治说理明晰，擅于化裁古方，是本医案的特点。此外，王氏善治肝病，于案中亦有体现。该书所选为王氏晚年自撰及其门人所录诸案，多属《王旭高医案》未载者，二者同是研究王氏学术思想的重要参考资料。

《爱庐医案》

原为两卷，因毁于兵燹，罕为流传。柳宝诒偶得抄本，精选24案，原为18门。案虽不多，但论病选药思路清晰，用法精到，常可别开生面，发前人所未发，故柳氏采而选之。

作者生平

柳宝诒（1842—1901），字谷孙，号冠群，澄江（今江苏江阴）人，清末医家。学识宏博，医名尤著。精研《内经》《难经》《伤寒》《金匮》及历代名医著作，以擅治温热证著称。光绪十二年（1886）任正红旗官学教习，兼悬壶京师，名噪于时。后归隐于乡，行医之外，著书授徒，门生盈百，名振江浙。柳氏除编写《柳选四家医案》外，还撰有《温热逢原》3卷、《素问说意》1卷、《惜余医话》4卷等。

《静香楼医案》

尤怡（？—1749）字在泾，江苏吴县人，沉酣仲景之学，撰《伤寒贯珠集》《金匮要略心典》《医学读书记》《金匮翼》等，建树殊丰。在学术研究上，尤氏抽丝剥茧，层层深入，在临床上就本书所见，却晓畅明达，简约精当。

《继志堂医案》

曹仁伯（1776—1834）名存心，号乐山，江苏常熟人，早年师从吴地名医薛性天，治学融贯古今，卓然成家，尝言："医者存心，须视天下无不可治之病，其不治者，皆我心之未尽耳。"撰《过庭录存》《延陵弟子纪略》《琉球百问》等，有《曹仁伯医案》《继志堂医案》存世。

《环溪草堂医案》

王泰林（1798—1862），字旭高，江苏无锡人，幼从其舅父高锦庭学医。后以治肝病著称于世，提出治肝气八法、肝风五法、肝火七法，阐发详尽，颇具卓识。撰有《王旭高医书六种》《环溪草堂医案》等。值得注意的是，在其医案中治疗肝病，常侧重脾而治以甘药，脾肾共病则燥湿兼投，对脾阴不足证也有所阐发，这些都是他的具体临床学验，可与其医理对应研习。

《爱庐医案》

张仲华，字大曦，清道光年间胥江人，以医术驰名于江浙间。有《爱庐医案》2 卷存世，载 100 余案，咸丰时有苏州刻本，后毁于兵燹，遂少传本。柳宝诒于友人案头得见抄本，辑录 24 条，为四家医案之殿。张氏论病选药，思路深细，调理虚损，峻攻寒结，皆有所长，可供临床参考。

学术特点

1. 点评精当，各具来历

《柳选四家医案》是柳氏搜集整理多位医家的医案并加以评注编撰而成，因此，其所选医案必然各具来历。或者辨证精准、用药老到，可为后世取法；或者处方用药略显不足，需要为之修饰；或者一语道破案中之玄机；或者直言不讳案中之缺憾。情况种种，不一而足。

2. 对比分析，鉴别异同

同病异治和异病同治是中医治疗的基本指导思想。针对同一病症，由于患者体质、地域、季节、病因、舌苔、脉象以及兼证等种种不同，其辨证结果往往互异，治疗方法也不尽相同。因此，中医学讲究"同病异治"。不同种类的疾病，在其各自的发生发展过程中可能表现出某种相同的证候，因此，中医学又强调"异病同治"。《柳选四家医案》采用按病类案的方法进行编撰，将疾病划归为内伤杂病、类中、痿痹、内风、神志、痰火、痰饮、咳喘、失血等 40 大类，每类疾病下附数则医案进行点评。通过这种同病异治的研究方法，便于掌握各类疾病的辨治规律和诊疗特征。

3. 以按补案，加深理解

由于《柳选四家医案》中的原案多为医者当时的诊治实录，为医者根据当时所闻所想随笔记录而成，因此无暇对脉、症、方、治进行全面完整的书写。加之某些医家个人的写作风格，在写案时习惯提纲挈领、言简意赅，这些都导致后学无法窥见原始医案的全貌，为学习与运用《柳选四家医案》带来一定的困难。因此，通过揣摩柳氏案后的按语，可以弥补原案的不足，加深对原案的理解。

评选《静香楼医案》

此案为尤在泾先生所著。先生名怡，字在泾，自号饲鹤山人，江苏长洲县人。邃于医学，于仲景书尤能钻研故训，独标心得。时吴下以医名者，如叶氏桂、徐氏大椿、王氏子接，均煊耀一时。先生与之联镖接轸，辉映后先，于医道中可谓能树一帜者。所著有《伤寒论贯珠集》《金匮心典》《医学读书记》，均刊行。惟此案未经授梓，其附刻于读书记后者，仅有三十余条，非全本也。此本为吾邑吴氏所钞藏，咸丰兵燹后，诒于詹文桥张氏斋头见之，假归钞录。复就其中选精粹者，得十之五，评录如下。分上下两卷。窃念近时医学荒废，其简陋剽袭，毫无心得者，无论已。间有钻研古籍，不知通变者，动辄以仲景为家法，而咎今人不能用古方，目为庸陋。其实古方今病，往往枘凿不相入，执而用之，偾事者多矣。及读先生此案，而不觉憬然有悟也。先生博极群籍，尤服膺仲景之书，所著《伤寒论》《金匮》两注，上溯仲景心传，独抒己见。读其书者，无不知先生之于仲景，不啻升其堂而入其室已。乃观此案，论病则切理餍心，源流俱澈，绝不泛引古书；用药则随证化裁，活泼泼地，从不蹈袭成方。可见食古期乎能化，裁制贵乎因时。彼徒执古书者，不且与王安石之周官、房琯之车战，其弊适相当哉。是故读他人之案，有不用古方者，或犹疑其服古未深，未能得力于仲景也。若先生则读书不可谓不多，用功不可谓不切。其沉酣于仲景之书，尤不可谓其不深，乃其论兵之平易近情也如是，立方之妥帖易施也如是。则此案不第为治病之良规，并可为读古之心法已，用书之以审后之读此案者。

光绪二十六年庚子二月下旬
江阴后学柳宝诒识

柳选四家医案

上卷

内伤杂病门

1. 阴亏于下，阳浮于上，服八味丸不效者，以附子走窜不能收纳耳。宜加减法。

桂都气丸

诒按： 议论精细，可为用药者开一悟境。

2. 肝阳盛，肝阴虚，吸引及肾，肾亦伤矣。益肝体，损肝用，滋养肾阴，俾水木相荣，病当自愈。

生地　白芍　小蓟　赤芍　当归　血余　丹皮　阿胶　甘草　茅根

诒按： 此必因肝火而见血者，故为药如此。

3. 左关独大，下侵入尺。知肝阳亢甚，下吸肾阴，阴愈亏则阳益张矣。滋水清肝，乃正法也。

知柏八味丸加天冬、龟板、杞子。

诒按： 方中似宜再增清肝之品。

4. 阴不足者，阳必上亢而内燔。欲阳之降，必滋其阴，徒恃清凉无益也。

生地　知母　甘草　黑栀　麦冬　玄参　丹皮　地骨皮

诒按： 案语精粹，有名隽气。

5. 肾精不足，肝火乘之，故有筋挛骨痿，耳窍、二阴气出等证。夫肝火宜泄，肾精宜阖，于一方之中，兼通补之法，庶几合理，然非旦夕所能奏功也。

生地　川楝子　茯苓　阿胶　丹皮　女贞子

诒按： 论病深中肯綮，方中可增白芍、牡蛎。

6. 肝阴不足，肝火偏胜，伤肺则咳，自伤则胁痛。

阿胶　兜铃　丹参　炙草　归身　白芍　玉竹　川斛

诒按：既有胁痛见证，似当兼与通络清肝，宜加丹皮、山栀、青皮、橘络、旋覆等味。

7. 真阳以肾为宅，以阴为妃，肾虚阴衰，则阳无偶而荡矣。由是上炎则头耳口鼻为病，下走则膀胱二阴受伤。自春及秋，屡用滋养清利之剂，欲以养阴，而适以伤阳，不能治下，而反以戕中。《内经》所谓"热病未已，寒病复起"者是也。鄙意拟以肾气丸，直走少阴，据其窟宅而招之，同声相应、同气相求之道也。所虑者，病深气极，药入不能制病，而反为病所用，则有增剧耳。

肾气丸

诒按：立论透切，医案中仅见之作。

8. 真阳气弱，不荣于筋则阴缩，不固于里则精出，不卫于表则汗泄。此三者，每相因而见，其病在三阴之枢，非后世方法可治。古方八味丸，专服久服，当有验也。

八味丸

诒按：见识老到，议论明确，此为可法可传之作。

9. 胃寒背冷，食入则倦，喜温恶清。以背为阳位，胃为阳土，土寒而食不运，阳伤则气不振也。治宜温养阳气。

人参　桂枝　益智仁　厚朴　炮姜　茯苓　炙草　白术

诒按：此温中和气、平正通达之方。

10. 中气虚寒，得冷则泻，而又火升齿衄。古人所谓胸中聚集之残火，腹内积久之沉寒也。此当温补中气，俾土厚则火自敛。

四君子汤加益智仁、干姜。

诒按：议病立方，均本喻氏，近时黄坤载亦有此法。

类中门

1. 类中偏左，于法为逆，犹幸病势尚轻，可以缓图取效。原方补少通多，最为合理，惟是阳脉则缓，阴脉则急，所以指节能屈不能伸，此亦病之关键处，不可忽也。经云：肝苦急，宜食甘以缓之。于前方中增进阴药之甘润者一二，更为美备。

人参　茯苓　半夏　白术　炙草　橘红　麦冬　竹沥　姜汁

诒按： 此六君加麦冬、竹沥、姜汁也。

再诊： 加当归。

2. 脉虚而涩，左半手足麻痹，食不知味。此气血不能运行周体，乃类中之渐也。

桂枝　茯苓　归身　半夏　炙草　黄芪　天麻　首乌

诒按： 滋养疏化，虚实兼到。

3. 内风本皆阳气之化，然非有余也，乃二气不主交合之故。今形寒趾冷，似宜补阳为是。但景岳云：阳失阴而离者，非补阴无以摄既散之元阳。此证有升无降，舌绛牵掣，喑不出声，足蹩不堪行动。当与河间肝肾气厥同例，参用丹溪虎潜法。

熟地　萸肉　牛膝　锁阳　虎骨　龟板

诒按： 持论明通，立方简当。

再诊： 地黄饮子去附子，加鹿鞭子，煎胶打丸。

痿痹门

脉虚而数，两膝先软后肿，不能屈伸。此湿热乘阴气之虚而下注，久则成鹤膝风矣。

生地　牛膝　茯苓　木瓜　丹皮　薏仁　山药　萸肉　泽泻　萆薢

诒按： 正虚着邪，故补散宜并用；湿而兼热，故滋、燥不可偏。此以六味治阴虚，增入牛膝、木瓜、薏仁、草薢以除湿热，所谓虚实兼顾也。

内风门

1. 肢麻头运，此肝病也；便溏食减，脾亦病矣。宜节劳养气，毋致风动为佳。

羚羊角　白术　刺蒺藜　茯苓　炙草　天麻　白芍　广皮

诒按：肝脾两治，方法周到。

2. 此肝风挟痰上逆之证，肢冷自汗，有似阳脱，实非脱也。目与唇口牵引，时复歌笑，治宜先却邪气，而后养正。

羚羊角　白茯苓　竹茹　郁金　半夏　甘草　钩钩　橘红

诒按：治法的当。时复歌笑，是心藏受邪之象。菖蒲、远志、胆星、清心牛黄丸之类，均可选入。

神志门

骤尔触惊，神出于舍，舍空痰入，神不得归，是以有恍惚昏乱等证，治当逐痰以安神藏。

半夏　胆星　钩藤　竹茹　茯神　橘红　黑栀　枳实

诒按：叙病如话如画。此等方案，非有切实功夫者不能，所谓成如容易却艰辛也。

痰饮门

1. 肺饮。

紫菀　半夏　桑皮　白前　杏仁

诒按：饮邪在肺，不及于胃，故专用肺药。

2. 饮邪射肺为咳。

半夏　杏仁　干姜　北五味　白芍　炙草　茯苓　桂枝

诒按：此治饮正法也。

3. 秋冬咳嗽，春暖自安，是肾气收纳失司，阳不潜藏，致水液变化痰沫，随气射肺扰喉，喘咳不能卧息，入夜更重，清晨稍安。盖痰饮乃水寒阴浊之邪，夜为阴时，阳不用事，故重也。仲景云：饮病当以温药和之。《金匮》饮门短气倚息一条，分外饮治脾、内饮治肾，二藏阴阳含蓄，自然潜藏固摄。当以肾气丸方，减牛膝、肉桂，加骨脂以敛精气。若以他药发越阳气，恐有暴厥之虑矣。

肾气丸减牛膝、肉桂，加补骨脂。

诒按：此案推阐病原，极其精凿。

咳喘门

1. 肺病以中气健旺，能食便坚为佳。兹喘咳已久，而大便易溏，能食难运，殊非所宜。诊得脉象与前无异，但能节饮食，慎寒暖，犹可无虞。

沙参　贝母　灸草　杏仁　薏仁　橘红　枇杷叶

又丸方

六味丸加五味子、肉桂。

诒按：不刊之论，读者最宜记好。

2. 久嗽便溏，脉虚而数，脾肺俱病，培补中气为要。恐后泄不食，则瘦削日增也。

人参　白芍　扁豆　薏仁　广皮　茯苓　灸草　山药　蜜灸炮姜炭

诒按：此亦脾肺两治之法，较前数方为切实。亦以此证中气虚寒，无咽干、溺涩等虚热亢炎之证，故用药稍可着力耳，然欲求效难矣。

3. 脉寸关大而尺小，口干，上气不下，足冷不温。此阳气不潜，当用阴中阳药治之。

六味丸加牛膝、车前、五味、肉桂。

诒按：此兼肾气、都气两方之意。

失血门

1. 凡有瘀血之人，其阴已伤，其气必逆，兹吐血紫黑无多，而胸中满闷，瘀犹未尽也。而舌绛无苔，此阴之亏也。呕吐不已，则气之逆也。且头重足冷，有下虚上脱之虑。恶寒谵语，为阳弱气馁之征。此证补之不投，攻之不可，殊属棘手。

人参　茯苓　三七　吴萸　乌梅　牡蛎　川连　郁金

诒按： 论病则层层俱透，用药亦步步着实，此为高手。

2. 失血后，气从下逆上，足冷头热，病在下焦，真气不纳。

六味丸加五味、牛膝、牡蛎。

诒按： 方亦妥当。若再进一层，可用金匮肾气法，以导火下行。

3. 劳伤失血，心下痛闷，不当作阴虚证治。但脉数咳嗽潮热，恐其渐入阴损一途耳。

生地　桃仁　楂炭　郁金　赤芍　制大黄　甘草　丹皮

诒按： 此证如早服补涩，则留瘀化热，最易致损。须看其虚实兼到，绝不犯手。

虚损门

1. 虚损至食减形瘦，当以后天脾胃为要。异功散五六服，颇得加谷。今春半地气上升，肝木用事，热升心悸，汗出复咳，咳甚见血，肝阳上炽，络血遂沸。昨进和阳养阴之剂，得木火稍平，仍以前方加白芍，制肝安土。

生地　白芍　麦冬　阿胶　女贞子　甘草

诒按： 方亦稳合，可加牡蛎、丹皮。

2. 罗氏论虚劳之证，多因邪伏血郁而得，不独阴亏一端也。临晚寒热，时减时增，其为阳陷入阴可知。滋肾生肝，最为合法，略加损益，不必更张也。

熟地　白芍　茯苓　丹皮　山药　柴胡　炙草　鳖甲

诒按：于养阴中，加柴胡以达邪，佐鳖甲以搜阴。虚实兼到，极为灵巧，然既云邪伏血郁，似宜加当归。

再诊：热渐减，头中时痛，脉数不退，喉中痰滞不清。

青蒿　丹皮　熟地　鳖甲　炙草　牛膝　茯苓　小麦

诒按：似当兼清痰滞。两方中熟地，不如改用生地为稳。

三诊：体虽不热，脉仍细数，宜养阴气。

六味丸去萸肉、泽泻，加白芍、牛膝、青蒿、鳖甲。

汗病门

1. 汗出偏沮，脉来不柔，时自歇止。知肝阳有余，而胃阴不足，于是稠痰浊火，扰动于中，壅滞于外。目前虽尚安和，然古人治未病不治已病，知者见微知著，须加意调摄为当。

人参　川石斛　麦冬　南枣　制半夏　丹皮　茯苓　炙草　小麦

诒按：此想系左半有汗、右半无汗之证，细绎案语，是防其将患偏痹之意。

2. 心阴不足，心阳易动，则汗多善惊；肾阴不足，肾气不固，则无梦而泄。以汗为心液，而精藏于肾故也。

生地　茯神　甘草　麦冬　川连　柏子仁　玄参　小麦　大枣

诒按：案语心肾并重，方药似专重于心，再加五味子、牡蛎、沙苑等摄肾之品，则周匝矣。

诸郁门

1. 中年脘闷，多嗳多咳，此气郁不解也。纳谷已减，未可破泄耗气，宜从胸痹例，微通上焦之阳。

薤白　瓜蒌　半夏　桂枝　茯苓　姜汁

诒按：方法轻灵。

2. 郁气凝聚喉间，吞不下，吐不出，梅核气之渐也。

半夏　厚朴　茯苓　苏梗　旋覆花　橘红　枇杷叶　姜汁

诒按：此于《金匮》成方中，加旋覆、杷叶，最有巧思。

呕哕门

1. 胃虚气热，干呕不便。

橘皮竹茹汤加芦根、粳米。

再诊：呕止热退。

石斛　茯苓　半夏　广皮　麦冬　粳米　芦根　枇杷叶

三诊：大便不通。

生首乌　玄明粉　枳壳

四诊：大便通，脉和。惟宜滋养。

石斛　归身　秦艽　白芍　丹皮　炙草　茯苓　广皮

诒按：迭用四方，运意灵巧，自能与病机宛转相赴。

2. 朝食暮吐，肝胃克贼，病属反胃。

旋覆花　代赭石　茯苓　半夏　吴萸　生姜　粳米　人参　枇杷叶

诒按：此专治吐，故加姜、萸。

◎ 卷下

伏气门

热不止，头痛不已，紫斑如锦纹，咽痛。表里邪盛，最为重证。

犀角　豆豉　赤芍　玄参　牛蒡　丹皮　黄芩　甘草

诒按：当加鲜生地。

再诊：去豆豉、丹皮，加桔梗、鲜生地、射干。

外感门

1. 头面肿痛，此风邪上盛，宜辛凉解散。

荆芥　杏仁　桔梗　牛蒡　薄荷　甘草　马勃　苍耳子

2. 风温挟痰，留滞上焦，辛凉解散，原为合法，时至自解，不足忧也。

牛蒡　连翘　薄荷　川贝　豆豉　杏仁　桔梗　葱白

诒按：此风温初起之方。

3. 风温郁于肺胃，咳而胸满痰多，胁下痛，脉数口干。

芦根　薏米　瓜蒌　甘草　杏仁　红花　桃仁　贝母

诒按：桃仁、红花，因胁痛而用之，以和血络也。若邪郁可加豉、蒡，口干可加翘、芩。

湿病门

脐中时有湿液腥臭，按脉素大，此少阴有湿热也。六味能除肾间湿热，宜加减用之。

六味丸去山药，加黄柏、萆薢、女贞子、车前子。

诒按：六味治肾间湿热，前人曾有此论，借以治脐中流液，恰合病机。

疟疾门

暑风成疟，恶心胸满，和解则愈。

半夏　黄芩　茯苓　知母　厚朴　陈皮　竹叶　生姜

诒按：小柴胡法之和解，和其表里两歧之邪也。此之和解，和其湿热两混之邪也。姜、夏、朴、广，去其湿也；芩、知、竹叶，清其热也。两意兼用，故亦云和解也。

又按：此湿热并重者，故清燥兼用。此与下条皆暑湿内伏，发为时疟之病。苦辛宣泄，最为合法，若拘拘于疟疾之成方，概用柴胡、鳖甲则误矣。

黄疸门

面黑目黄，脉数而微，足寒至膝，皮肤爪甲不仁。其病深入少阴，而其邪则仍自酒湿得之及女劳也。

肾气丸

诒按：此证载在《金匮》，近于《爱庐医案》中见一方甚佳。此病兼有瘀血，不但湿也。肾气丸能否见效，尚未可定。

痹气门

胸背为阳之分，痹着不通，当通其阳。盖阳不外行而郁于中，则内反热而外反寒。通阳必以辛温，而辛温又碍于藏气，拟辛润通肺以代之。

紫菀三两煎汤服。

诒按：此巧法也，特未知效否若何？

脘腹痛门

蛔厥心痛，痛则呕吐酸水，手足厥冷，宜辛苦酸治之。

川连　桂枝　归身　延胡　乌梅　川椒　茯苓　川楝子　炮姜

诒按：此乌梅丸法也。

痃癖门

脐下积块，扪之则热，病者自言，前后二阴俱觉热痛，其为热结可知。况自来之病，皆出于肝耶，鄙见非泄厥阴，不能获效。

龙荟丸五十粒，酒下。

肿胀门

1. 脉迟胃冷，腹胀，气攻胸胁，恶心、少食、泄泻，宜振脾胃之阳。

干姜　益智仁　半夏　厚朴　神曲　槟榔　川椒　茯苓

诒按：此温中调气法也。

2. 命门阳衰，脾失温养，不克健运，食入辄胀，法当温补下焦。

肾气丸去桂，加沉香、椒目。

诒按：此补火生土之法。

头痛门

火升，头痛，耳鸣，心下痞满，饭后即发，此阳明、少阳二经痰火交郁，得食气而滋甚，与阴虚火炎不同。先与清理，继以补降。

竹茹　茯苓　橘红　炙草　半夏　羚羊角　石斛　嫩钩藤钩

诒按：案语分析病机极其圆到，惟立方似未恰合，阳明药少，宜加知母、枳实。

肢体诸痛门

1. 风邪中入经络，从肩膊至项强痛，舌干唇紫而肿，痛处如针刺之状，此是内挟肝火，不宜过用温散，惟宜养阴熄肝火而已。

羚羊角　细生地　甘菊　黄芩　钩钩　秦艽　丹皮

诒按：因唇紫舌干，故知内挟肝火。方中黄芩，不若山栀为当。

2. 身痛偏左，血不足，风乘之也。

半夏　秦艽　归身　广皮　茯苓　丹参　川断　炙草

诒按：案只一二句，却有简逸之致。

诸窍门

1. 风热蓄于脑髓，发为鼻渊，五年不愈，此壅疾也。壅则宜通，不通则不治。

犀角　苍耳子　黄芩　郁金　杏仁　芦根

诒按：既欲其通，则辛夷、白芷似不可少。

2. 肺之络会于耳中，肺受风火，久而不清，窍与络俱为之闭，所以鼻塞，不闻香臭，耳聋耳鸣，不闻音声也。兹当清通肺气。

苍耳子　薄荷　桔梗　连翘　辛夷　黄芩　山栀　杏仁　甘草　木通

诒按：语云耳聋治肺，观此信然。

脚气门

厥阴之邪，逆攻阳明，始为肿痛，继而腹疼，胸满呕吐，此属脚气冲心，非小恙也，拟《外台》法治之。

犀角　槟榔　茯苓　枳实　杏仁　橘红　半夏　木通　木瓜

再诊：半夏　木瓜　广皮　芦根　枳实　茯苓　竹茹　枇杷叶

诒按：脚气一证，前人归入类伤寒中，必憎寒壮热，病与伤寒相似，甚则有冲心之患，故谓之重证。《外台》有大犀角汤及风引汤，后人有鸡鸣散等方，均为专治脚气之重剂。乃今时所谓脚气者，则以脚膝酸软而肿者谓之湿脚气，不肿者谓之干脚气，专用防己、木瓜、牛膝、薏米等风湿之药治之，与前人所称者大相径庭，学者不可不辨。

遗精门

遗精无梦，小劳即发，饥不能食，食多即胀，面白唇热，小便黄赤，此脾家湿热，流入肾中为遗滑，不当徒用补涩之药，恐积热日增，致滋他疾。

萆薢　砂仁　茯苓　牡蛎　白术　黄柏　炙草　山药　生地　猪苓

诒按：此等证早服补涩，每多愈服愈甚者，先生此案可谓大声疾呼。

再诊：服药后遗滑已止，唇热不除，脾家尚有余热故也。

前方去砂仁、黄柏，加川连、苦参。

诒按：唇热属脾。

小便门

两尺软弱，根本不固，小便浑浊，病在肾藏，久久不愈，则成下消。

六味丸加天冬、麦冬、杞子、五味子。

诒按：方法稳切。

泄泻门

恼怒伤中，湿热乘之，脾气不运，水谷并趋大肠而为泄，腹中微疼，脉窒不和，治在中焦。

藿梗　川朴　神曲　泽泻　茯苓　陈皮　扁豆　木瓜

诒按：此方妙在木瓜一味，兼能疏肝，须知此意，乃识立方选药之妙。

又按：案中脉窒句，不甚明了。

痢疾门

暑湿外侵经络则为疟，内动肠藏则为痢，而所恃以攘外安内者，则在胃气。故宜和补之法，勿用攻削之剂，恐邪气乘虚，尽入于里也。

诒按：案语殊妙，惜此方之佚也。

大便门

下血后，大便燥闭不爽，继而自利，白滑胶黏，日数十行，形衰脉沉，必因久伏水谷之湿。府病宜通，以温下法。

生茅术　制军　熟附子　厚朴

诒按：自利胶滑，有因燥矢不行，气迫于肠，而脂膏自下者，当专行燥矢，兼养肠液，未可概以湿论也。

外疡门

肝经液聚气凝，为项间痰核，病虽在外，其本在内，切不可攻，攻之则愈甚矣。

首乌　象贝　白芍　牛膝　甘草　牡蛎粉　归身　生地　丹皮

诒按：议论平和，立方清稳。牡蛎粉一味，可以化痰消坚。

妇人门

脾虚生湿，气为之滞，血为之不守，此与血热经多者不同。

白术　泽泻　白芍　广皮　炙草　茯苓　牛角鰓灰　川芎

诒按：认证既的，药亦丝丝入筘。

评选《继志堂医案》

下继志堂医案两卷，曹仁伯先生所著也。先生讳存心，字仁伯，别号乐山，系常熟之福山人，幼时读书颖悟，长老咸目为令器。顾以家道不丰，一衿不足裕衣食，遂谋习医，从薛性天先生游。薛故郡中名宿，得先生剧赏之，谓将来光吾道者必曹生也。先生居薛所十年，帷灯烨掌，上自《灵》《素》，下逮薛、喻诸家，无不研求贯串，乃出应病者之求，辄奏奇效。先生尝言医者存心，须视天下无不可治之病，其不治者，皆我之心未尽耳。故其临病人也，研精覃思，直以一心贯乎病者之食息起居，而曲折无不周至。每有剧病，他人所弃而不治者，先生独能运以精思，而以数剂愈之，古人谓生死肉骨，先生诚有之焉。先生又言，每遇病机丛杂，治此碍彼，他人莫能措手者，必细意研求，或于一方中变化而损益之，或合数方为一方而融贯之，思之思之，鬼神通之，苦心所到，必有一恰合之方，投之而辄效者。以是知医者之于病，稍涉危疑，即目为不治而去之者，其不尽心之过为不少也。嗟乎！先生之言如此，即先生居心之笃厚，与艺事之精能，盖皆即是而可见矣。先生所著，有《琉球百问》《继志堂语录》《过庭录》《延陵弟子纪略》诸书，经先生之孙博泉玉年衰集锓行，杨太常滨石序之。先生之行谊，备详于许君廷诰所撰家传中。先生以医名著，继叶、薛诸公而起，德被吴中，名驰海外，至今人能道之。特其所著医案，于《过庭录》《延陵弟子纪略》外未有传本。今年夏，偶于友人处得见其门弟子所录存者，惜中多阙误，因假归抄录，为之次第整理，删其繁乱，撷其精粹，间或赘以评语，以发明其用意之所在，钞成上下两卷，俾后人读之，犹可想见其诊病时危坐构思，旁若无人之概云。

光绪二十六年庚子八月
江阴柳宝诒识

内伤杂病门

1. 心营与肾水交亏，肝气挟肝阳上逆。胸中气塞，口内常干，手震舌掉，心烦不寐。即有寐时，神魂游荡，自觉身非己有，甚至便溏纳少，脾胃亦衰，脉形细小无神，而有歇止之象。逐证施治，似乎应接不暇，因思精神魂魄，必令各安其所，庶得生机勃勃，否则悠悠忽忽，恐难卜其旋元吉。拟许学士**真珠母丸**法。

石决明盐水煅，一两　人参一钱　归身钱半　犀角五分　龙齿三钱　茯神三钱　生地四钱　麦冬二钱　枣仁二钱　炙草三分　淮药三钱　沉香磨冲，三分

另珠粉四分，先服。

诒按：此方于肝气一层，嫌少理会，愚意去山药、甘草，加木香、陈皮，则胸中之气塞亦平矣。

又接服方

生地　白芍　人参　丹皮　橘红　茯神　枣仁　石决明　龙齿　秫米　佛手

再诊：脉之歇止向和，便之溏泄不作，气塞稍平，手震亦定。但寤多寐少，内藏之魂魄未安，胸痞脘闷，上壅之浊痰未降，容将通阳镇逆法参入前方，冀相与有成耳。

真珠母丸真珠母、熟地、当归、人参、枣仁、柏子仁、茯神、犀角、龙齿、沉香去柏子仁、当归，加旋覆花一钱五分、**代赭石**三钱、陈皮七分、冬术七钱、炙草五分、白芍二钱、麦冬三钱。

甘澜水煎，竹沥一两冲服。

诒按：案云通阳镇逆，方中用旋、赭镇逆，而术、芍、麦、草则未可谓之通阳也。

三诊：夜半得寐，心肾已交，肺魄肝魂，自能各安其藏，无如心易烦动，神反疲乏，气犹短促，胸还痞闷，脉仍细小，两足不安，脉虚证虚，是谓重虚，

而兼有湿痰从之为患。夫痰即有形之火，火即无形之痰也。法当固本为主，消痰佐之。

人参固本丸加龟板五钱，炙、茯神三钱、枣仁二钱、白芍三钱、淮麦三钱、陈皮一钱、旋覆花一钱五分、柏子仁一钱五分，去油、冬术钱半。

另珠粉二分、竹油二十匙、鸡子黄一枚，和服。

诒按：于痰病重投冬、地，得无嫌其滋腻否？

四诊：风火痰三者之有余，留滞肝经，以致卧血归肝，魂不能与之俱归，筋惕肉瞤而醒，前次气短等证，莫不因此而又起于有年病后，气血两亏，何堪磨耐？所治之方，不出许学士法加减。现在脉息细小带弦，虽无止歇之形，尚有不静之意，究属难免风波，未可以能食为足恃也。

石决明盐水煅，三钱　麦冬二钱　犀角五分　柏子仁三钱　龙齿三钱　枣仁盐水炒，三钱　归身七分　大熟地浮石粉拌炒，六钱　羚羊角一钱　冬术一钱五分　白芍三钱　陈皮一钱　人参二钱　茯神三钱　银花一钱　薄荷五分

另金箔二张、竹沥一两、真珠粉三分，姜汁一匙冲服。

诒按：方中用银花、薄荷两味，不识其意何居。

五诊：前夜熟睡，昨又变为少寐，寐之时，适在子时以后，肝胆两经，尚有余邪可知，更兼痰火阻气，时逆时平，其气逆时，必面赤心悸，甚则肉瞤筋惕，烦热不安，脉亦随之变异，所谓心火一动，相火随之是也。调治之外，必须静养，俾心火凝然不动，方可渐入坦途。

人参　丹参　麦冬　玄参各二钱　旋覆花　冬术各一钱五分　橘红一钱　小麦五钱　枣仁川连煎汁拌炒　茯神　川贝各三钱　炙草四分　枇杷叶　竹茹各三钱　珠粉冲，三分

诒按：相火属少阳，即胆火也，方中川连、竹茹，恰合病机。

六诊：所患小恙，无一不除，盖以清之、化之、补之、养之，无微不至，而得此小效耳。所嫌者，寐非其时，寤非其时，心阳太旺，神气外驰，是卫气独行于阳，阳跷脉满，满则不入于阴，阴分之虚明矣，将滋阴之品参入前方，未识能弋获否？

前方加大生地五钱、陈胆星五分。

另真珠母丸、朱砂安神丸各五十粒。

诒按：此证不寐，乃肝胆有痰火所致，案中引《内经》阳跷脉满之文，本属强为牵合，至以经言阴虚，指为阴血之虚，尤非经文本旨。

七诊：人可以参天地之干者，莫贵于眠食如常。今食能知味，眠则未安，昨夜忽寐忽醒，醒则不爽，寐则不安，以昭卫气不得入于阴，独留行于阳之意。

按：案语牵合支离，总由误认经文"阴"字，故说来总不入理。是阳跷脉满，营血不能充足，肌肉不能润泽，苟非阳生阴长，阴足恋阳，何以渐入佳境？然营中之血，既不生之于心，乌能藏之于肝，统之于脾？而欲借草木之无情，俾血肉之有情者，以生以长，谈何容易？况当此痰火易烦，得食暂安，以及虚风内动，筋惕肉瞤，支体牵摇，大便难通之候，更难为力矣。急宜加意调理。

前方去玄参、旋覆、珠粉、丹参，加黄芪一钱、远志三分、归身一钱、半夏一钱五分，猪胆汁炒、木香三分、圆眼肉三枚。

另真珠母丸四十粒、朱砂安神丸三十粒。

诒按：黄芪与此证不甚合，胆汁炒半夏，思路新颖。

八诊：彻夜好眠，神魂已定，是佳兆也。但脉形细小而兼滑数，数为有火，滑为有痰，细属阴虚，小属气弱，虚弱之中，兼有痰火，有时面红，有时咳嗽，有时气痞而短，有时烦热不安，更兼大便燥而小便短，筋惕肉瞤，支体动摇，神情困倦，语言无力等证，均未平复，还宜谨慎小心。

前方加柏子仁三钱。

另朱砂安神丸三十粒、真珠母丸四十粒。

诒按：此好眠是痰蒙所致，未必定是佳兆。

九诊：藏之为言，藏也。心之神，肝之魂，肺之魄，脾之意，肾之志，无不各得其藏，五藏和矣，即有不和，因藏真不足，盖有待也，而与藏相表里者为府，府以通为补，与藏之以塞为补者有间。因思胃主下行，肠主津液，津液不充，下行失令，故大便燥结而难通，此际不以滋养营阴，俾得施润泽，非计也。目前之治如此，将来或痰、或火、或感、或伤，偶有违和，事难逆料，断无预定之理，随时斟酌为嘱。

麻仁　郁李仁　柏子仁　松子仁各三钱　桃仁七分　陈皮　人参　苏子各二钱

另朝服膏滋药，晚服丸药。

此王江泾王姓病也，是人素有肝火上升之病，想热病之后，必有余邪余火留于肝胆，乘虚窃发，气塞而不能卧起者，中有实痰，加于短气不足以息之体，神魂摇荡，身非己有，虚之甚矣。用真珠母丸法，先以犀角治实火，参地补气血，俾相火得清而奠安。第二方即参入陈皮、竹油、赭石、旋覆花，挟补挟化。

第三方人参固本入龟板、芪、芍、鸡黄。第四方加入羚羊、银花，清药与补药，俱加倍用之。第五、六方竟是十味温胆，吃重痰火一层，用药心细手和，既沉着，亦灵敏，洵可法可师之作。

2. 胃虚，则纳食无味；脾虚，则运化无常。

六君子汤合治中汤，加熟地、益智仁、粳米。

诒按： 脾喜温升，宜香燥；胃喜清降，宜柔润。脾阳健，则能运；胃阴充，则能纳。凡脾胃同治者，用药须识此意。愚意去熟地加石斛，似与胃虚者更宜。

中风门

1. 类中之余，足不任身，手难举物，尺脉无力。阴阳并弱。拟用河间地黄饮子法。

熟地　苁蓉　川附　牛膝　石斛　远志　巴戟　甘菊

再诊： 手之举动稍和，足之步履如旧，盖缘阳气难于充足耳。

六君子汤加熟地、巴戟、白芍、川附、虎骨。

又膏方

归芍六君子丸加虎骨、巴戟、菟丝、苁蓉、首乌、杜仲、萆薢。

三诊： 足部有力，步履不艰，补方得力可知，仍以前法。

地黄饮子 地、巴、萸、麦、斛、菖、苓、远、薄、味、附、桂去麦、味、菖，合异功散，加当归、芍药、蝎尾、竹油。

诒按： 此病之由乎虚者，故用药专以补养收功。从前并未用疏风化痰之药，案中亦无见证，至末方诸恙就痊，而忽加蝎尾、竹油二味，想必另有风痰见证也。

2. 怒则气上，痰即随之，陡然语言謇涩，口角流涎，月余不愈，所谓中痰中气也。然痰气为标，阳虚为本，所以脉息迟弦，小水甚多，肢麻无力，法宜扶阳为主，运中化痰佐之。

六君子汤加川附、白芍、麦冬、竹油、蝎梢。

诒按： 立方虚实兼到，所谓看似寻常最奇特也，勿以平易忽之。

痿痹门

1. 膝骨日大，上下渐形细小，是鹤膝风证，乃风、寒、湿三气合而为病，痹之最重者也。三气既痹，又挟肺金之痰以痹肘，所谓肺有邪，其气留于两肘。肘之痹，偏于左，属血属阴，阴血久亏，无怪乎腰脊突出，接踵而来，至于咳嗽，鼻流清涕，小水色黄，肌肉暗削，行步无力，脉形细小，左关独见弦数，是日久正虚，风、寒、湿三气渐见化热之象。拟用痹门**羚羊角散**加减。

羚羊角　归身　白芍　杏仁　羌活　知母　桂枝　薏米　秦艽　制蚕　茯苓　竹沥　桑枝

诒按：由膝而肘而脊，病情渐引渐深，方中于膝肘之邪，已能兼治，于脊突一层，似未能兼顾及之，拟再加鹿角霜、川怀牛膝等味。

神志门

神识不清，自言自语，起坐无常，寤寐失度，脉形小滑，舌苔白腻，此痰热内郁心包，无路可出，而作心风也。久久归入癫痫，毋忽。

导痰汤苓、夏、枳、星、梅、橘、姜、草加菖蒲、远志。

另白金丸。

诒按：病情已属癫证。再加犀角、龙、牡等清镇之品，似更得力。

咳喘门

1. 年逾古稀，肾气下虚，生痰犯肺，咳喘脉微，当与峻补。

金水六君煎麦、地、橘、夏、苓、草合生脉散，加桃肉。

另八仙长寿丸、肾气丸。

原注：补命门之火以生土，清其生痰之原，则肺之咳喘自宁，煎方金水六君煎以治脾肾，生脉以养肺，桃肉以补命门。其奠安下焦之剂，另用丸药常服，斟酌可谓尽善矣。

附录咳嗽证治括要

咳者，和谐声也，其音开口而出，仿佛亥字之音，故有声无痰为咳；嗽则如水之灌漱，然有物在喉，漾漾欲出，故从口、从欶，后人遂以有痰为嗽。然则咳嗽之病，胡从生也？曰：病有万变，要不出内伤、外感两端，请先明外感。外感者，风、寒、暑、湿、燥、火，六者尽之。论其常，则各主一时为病；论其变，则四时皆可以受六淫之邪。今则即风寒论，感风者，鼻塞、身重、恶风、清涕，此证也；左脉浮弦，此脉也。感寒者，恶寒、体痛、发热、脉紧，此寒之证与脉也。而风之中又有辨，春则为温风，肝木用事，受风者，必伤肝，而又有中血、中气之别。风伤卫则参苏饮，风伤营则芎苏饮。夏则为热，风伤心包，而亦有凉热之别，凉风香薷饮，热风鸡苏散。秋为凉风，伤肺，败毒散、金沸草散。冬为寒风，伤膀胱，桂枝厚朴杏仁汤、麻黄汤。倘冬时天热而感寒风，则当用葳蕤汤、阳旦汤，此冬温之邪也。惟秋分以后少暑湿，春夏无燥气。他如先伤风，而后伤热，为热包寒，葳蕤汤；肺素热而感寒风，为寒包热，金沸草散。一嗽而痰出稠黏者，脾湿胜，二陈之类。连嗽无痰者，肺燥甚，清燥救肺汤。此皆外感咳也。言风一端，而六气可类推矣。若夫内伤，大法惟痰饮、津伤两种。痰饮多阳虚，津伤多阴虚。其阳虚痰饮尚浅者，六安、二陈之类；有火者，温胆汤；夹阴虚者，金水六君煎；阳虚甚，兼夹痰火不可攻者，玉竹饮子。咸降法：喘者，降气汤、贞元饮，此阳虚痰饮一端也。他如阴虚者，阴火易于上升，胃气不清者，麦门冬汤；曾见血者，四阴煎；痰多而浓，无胃气者，六君子汤；痰少而嗌干，胃气未绝者，六味丸、都气丸、八仙长寿丸，此粗举内伤之一端也。此外又有劳风一门，咳吐浊涕青黄之痰，由劳碌伤风，恋而不化，最为难治，浅者秦艽鳖甲，表虚汗多者黄芪鳖甲，深则柴前连梅煎，《千金》法也，此皆劳风之治也。至于芎、枳二味，以治寒郁化火之咳，合二母以泻肺之母，泻白散以清泄肺藏，四物桔梗汤以引清血分，皆在所常用也。似此某证某方，条分缕析，须平日有格致功夫。试观先生临证之方，似乎夹杂，合之病人之证，则无一味可以增减。先生尝曰：吾门之病，如时文割截、隔章、隔节之题，他人无处下手，左支右拙，余能以心思灵空，贯串合凑一方，令病安稳，此无他，外感多与内伤同病，内伤每因外感而发。更遇杂药乱投之医，治丝而棼，愈难就绪，治此者，不能不兼采众方，就中另出一方，其立方之意，在案中宣露明白。噫！执此意以寻先生之门径，思过半矣。

失血门

饮食入胃，游溢精气，上输于脾，脾气散精，上归于肺，通调水道，下输膀胱，水精四布，五经并行，合于四时五藏阴阳，揆度以为常也。此乃饮归于肺，失其通调之用，饮食之饮，变而为痰饮之饮。痰饮之贮于肺也，已非一日。今当火令，又值天符相火加临，两火相烁，金病更甚于前。然则痰之或带血，或兼臭，鼻之或干无涕，口之或苦且燥，小水之不多，大便之血沫，何一非痰火为患乎。

旋覆花　桑皮　川贝　橘红　浮石　炙草　沙参　茯苓　麦冬　竹叶　丝瓜络

诒按：此证乃素有浊痰郁热，壅结熏蒸于内，再受时令火邪，熏灼肺胃所致。如此立论，似亦直捷了当。何必用饮食入胃及天符相火如许大议论耶？可参用苇茎汤。

再诊：接阅手书，知咳血、梦遗、畏火三者，更甚于前。因思天符之火行于夏时，可谓火之淫矣。即使肺金无病者，亦必暗受其伤，而况痰火久踞，肺金久伤，再受此外来火，而欲其清肃下降也，难矣。肺不下降，则不能生肾水，肾水不生，则相火上炎，此咳逆梦遗之所由来也。至于畏火一条，《内经》载在阳明脉解篇中，是肝火乘胃之故，法宜泻肝清火，不但咳血、梦遗、畏火等证之急者可以速平，而且所患二便不通，亦可从此而愈。悬而拟之，未识效否？

鲜生地　蛤壳　青黛　桑皮　龙胆草　川贝　地骨皮　黑栀　竹叶　大黄
盐水炒

三诊：阳明中土，万物所归，现在肝经湿热之邪，大半归于阳明，以著顺乘之意，而逆克于肺者，犹未尽平，所以睡醒之余，每吐青黄绿痰，或带血点，其色非紫即红，右胁隐隐作痛，脉形滑数，独见肺胃两部，宜从此立方。

小生地　桑皮　羚羊角　阿胶　冬瓜子　薏米　蛤壳　川贝　杏仁　忍冬藤　青黛　功劳露　芦根　丝瓜络

原注：肝经久病，克于土者为顺乘，犯于肺者为逆克。

诒按：前方实做，不若此方之空灵活泼也。

四诊：痰即有形之火，火即无形之痰。痰色渐和，血点渐少，知痰火暗消，大可望其病愈，不料悲伤于内，暑加于外，内外交迫，肺金又伤，伤则未尽之痰火，攻逆经络，右偏隐隐作疼，旁及左胁，上及于肩，似乎病势有加无已。细思此病，暑从外来，悲自内生，七情外感，萃于一身，不得不用分头而治之法，庶一举而两得焉。

桑皮　骨皮　知母　川贝　阿胶　枳壳　金针菜　姜黄　绿豆衣　藕汁佛手

原注： 痰带血点，鼻干口燥，小水不多，大便血沫，总属痰火为患。第一方，用清金化痰，不效。第二方案，加咳血、梦遗、畏火三证归于肝火，一派清肝，略加养胃。第三方，从肺胃立方，略佐清肝之意。第四方，全以轻淡之笔，消暑化痰。

诒按： 统观前后四案，议病用药，均能层层熨帖，面面周到，于此道中，自属老手。惟所长者，在乎周到稳实，而所短者，在乎空灵活泼，此则囿乎天分，非人力所能勉强矣。第一方就病敷衍，毫无思路。第二方清泄肝火，力量颇大。第三、四方则用药空灵不滞，是深得岩师心法者。

虚损门

1. 痧子之后，咳嗽四月，颈旁痃串，咳甚则呕，纳少形瘦，肤热脉细。想是余邪内恋，阴分大虚，欲成损证也。

四物汤加香附、川贝、玄参、牡蛎、麦冬、苏子—本作苏叶。

诒按： 方中玄参、牡蛎，为项痃而设，无此证者可减也。

2. 温邪发痧之后，咳嗽失血，血止而咳嗽不减，所吐之痰，或黄或白，或稠或稀，舌质深红，其苔满白，喉痒嗌干，脉弦带数，渐作痧劳之象。

四物汤加紫苏、桑皮、骨皮、川贝、知母、前胡、淡芩。

原注： 此痧后余邪，留恋营分，而成咳也。先生尝云：余自制两方，一为痧热汤，一为此汤，尚未立名，以治痧后咳嗽极效，盖四物是血分引经之药，将温散化痰之品，纳入其中，引入营血中，散邪清热，每用必灵。此可悟用四物之法。

呕哕门

1. 食则噎痛，吐去浊痰而止，胸前常闷，脉象弦滑，舌苔满白。肌肉瘦削之人，阴血本亏，今阳气又结，阴液与痰浊交阻上焦，是以胃脘狭窄也。久则防膈。

干姜　薤白　炙草　杵头糠　神曲　丁香　木香　熟地　白蔻仁　归身　白芍　沉香　牛黄　竹油

再诊：胸前所结之邪，原有化意。无如阴之亏，阳之结，尚与前日相等，非一两剂所能奏效。

干姜　薤白　炙草　茯苓　丁香　木香　陈皮　麻仁　旋覆花　代赭石　归身　白芍　杞子　牛黄　竹油

诒按：此气结痰阻之证，用药极周到。

2. 食已即吐，脉弦苔白，便溏溺清，湿痰内胜，被肝经淫气所冲。

旋覆花　代赭石　陈皮　半夏　莱菔子　生姜　茯苓　雪羹汤

再诊：吐逆大减，胸前尚痞，嗳气不舒。

旋覆代赭汤　雪羹汤

诒按：此证阴液未曾大亏，通阳开结，专理其痰，痰降而呕逆自减，尚非证之重者。

湿病门

脾阳不足，湿浊有余，少纳多胀，舌白脉迟。

茅术理中汤合四七汤。

诒按：此湿滞而兼气郁之证。

脘腹痛门

1. 心痛有九，痰食气居其三。三者交阻于胃，时痛时止，或重或轻，中脘拒按，饮食失常，痞闷难开，大便不通，病之常也。即有厥证，总不离乎痛极之时。兹乃反是，其厥也，不发于痛极之时，而每于小便之余，陡然而作，作则手足牵动，头项强直，口目歪斜，似有厥而不返之形；及其返也，时有短长，如是者三矣，此名痫厥。良以精夺于前，痛伤于后，龙雷之火，挟痰涎乘势上升，一身而兼痛厥两病。右脉不畅，左脉太弦，盖弦则木乘土位而痛，又挟阴火上冲而厥。必当平木为主，兼理中下次之。盖恐厥之愈发愈勤，痛之不肯全平耳。

川椒七粒　乌梅三分　青盐一分　龙齿三钱　楂炭三钱　神曲三钱　莱菔子三钱
延胡钱半　川楝子钱半　青皮七分　橘叶一钱　竹油一两

诒按：厥发于小解之时，其厥之关于肾气可知矣。用药似宜兼顾。立方选药，熨帖周到。

再诊：据述厥已全平，痛犹未止，便黑溺黄，右脉反弦，想诸邪都合于胃也，胃为府，以通为补。悬拟方。

芍药　青皮　陈皮　黑栀　川贝　丹皮　楂肉　竹油　莱菔子　青盐　延胡

诒按：诸邪都合于胃，从右脉之弦看出，是病机紧要处。

2. 瘀血腹痛，法宜消化。然为日已久，脾营暗伤，又当兼补脾阴为妥。
归脾汤去芪、术，加丹参、延胡。

诒按：此病用补，是专在痛久上着眼。

肿胀门

营血本亏，肝火本旺，责在先天。乃后天脾气不健，肝木乘之。所进饮食，生痰生湿，贮之于胃，尚可从呕而出，相安无事；迟之又久，渗入膜外，气道不清，胀乃作焉。脾为生痰之源，胃为贮痰之器。若非运化中宫，兼透膜外，则病势有加无已，成为臌病，亦属易易。夫脾统血，肝藏血，病久血更衰少，不得不佐以和养。古人之燥湿互用，正为此等证设也。

归芍六君子汤去参、草，加白芥子、莱菔子、车前子、川朴、苏子、腹皮、竹油、雪羹。

诒按：用药虚实兼到，亲切不浮。

头痛门

1. 头痛，取少阳、阳明主治，是为正法。即有前后之别，不过分手足而已。

石膏　竹叶　生地　知母　甘菊　丹皮　黑栀　橘红　赤苓　桑叶　蔓荆子　天麻

诒按：此头痛之偏于风火者，故用药专重清泄一面。

2. 脉弦数大，苔厚中黄，头痛及旁。阳明湿热，挟胆经风阳上逆也。

大川芎汤川芎、天麻合**茶酒调散**芷、草、羌、荆、芎、辛、防、薄、二陈汤，加首乌、归身、白芍。

诒按：此亦少阳、阳明两经之病。但风阳既已上逆，似当参用清熄之意，乃合芎、辛、羌、芷，未免偏于升动矣。

3. 高巅之上，惟风可到，到则百会肿疼且热。良以阴虚之体，阴中阳气每易随之上越耳。

生地　归身　白芍　羚羊角　石决明　煨天麻　甘菊　黑栀　丹皮　刺蒺藜

诒按：此阴虚而风阳上越者，故用药以滋熄为主。

小便门

曾患淋证，小便本难，近来变为癃闭，少腹硬满，小便肿胀，苔白不渴，脉小而沉。下焦湿热，被外寒所遏，膀胱气化不行，最为急证，恐其喘汗。

肉桂五苓散加木香、乌药、枳壳。

另葱一把、麝香三厘，捣饼贴脐。

诒按：此温通法也。惟由淋变癃，气分必虚，补中肾气等法，亦可随宜佐用。

评选《环溪草堂医案》

《环溪草堂医案》三卷，梁溪王旭皋先生所著也。先生名泰林，字旭皋，世为无锡人。嘉道间有以疡医驰名江浙者，曰高锦亭先生，著有《外科心得集》《景岳方歌括》等书行世，即旭皋先生之舅氏也。高先生殁后，先生传其业。其始先以疡医行，逮后求治者日益多，寝及内科，无不应手奏效，于是遂专以内科行。门下士习业者，每年以十数计。先生读书，上自轩岐，下迄国朝诸家，无不精心贯串。于古书则研求故训，于后人书则必分别疑似。所著有《西溪书屋夜话录》《医方歌括串解》，及《环溪草堂医案》诸书，均未梓行。其医案为门弟子随时钞录，未经分别去取，不免繁复者多。余所得见者，盖有五六本，详略互异。因属及门诸子删其繁乱，重为钞辑。最后得王家桥顾君莲卿本，系先生晚年之作。又得方君耕霞新刊本，案甚繁富，颇有方案足取而为他本所未载者，一并补录，简其精粹，分为三卷。间有未尽之意，随加按语以阐明之，阅 一年而竣事。先生居锡城，去余家不百里，余弱冠时犹及见之。吾乡有疑难证，无不求治于先生者，先生必沉思渺虑，疏方与之，厥后或效或否，或有无力再往者，先生必访悉之，令其再诊，以竟厥功。故其所存方案，无不光坚响切，无模糊影响之谈。盖较近贤之专以灵变取巧者，不啻上下床之别矣。先生博极群书，所用诸法，如治小儿喘嗽之药枣，从葛可久之白凤丹化出；治上热下寒之八味丸，用紫雪为衣，从喻西昌外廓之论悟出。若此之类，不胜枚举，是皆因古法而变化出之。彼胸无古书者，每读之而猝难领会。余于此等处，均为一一指出，学者苟能即是而得读书用古之法焉，则庶乎不负先生之苦心也夫。

光绪二十六年重阳日江阴柳宝诒谨识

内伤杂病门

1. 病将一载，肝气横逆而不平，中气久虚而不振，惟肝逆，故胸脘阻塞而攻冲；惟中虚，故营卫不和而寒热。凡大便溏，饮食少，右脉细，左脉弦，是其证也，四君子合逍遥加左金，是其治也。

党参　冬术　陈皮　茯苓　归身　神曲　白芍　柴胡_{盐水炒}　香附_{盐水炒}川连_{吴黄炒}　谷芽　玫瑰花

诒按： 案语爽朗，方亦的当。拟再加沉香、郁金。

再诊： 阳虚恶寒，阴虚发热，脾虚则便溏而乏力，木旺则脘痞而气塞。前方补中泄木，肝气已平，合以益火生土，气血双补。

党参　冬术　苁蓉　鹿角霜　杞子　木香　菟丝子　归身　白芍　陈皮茯苓　杜仲　砂仁　玫瑰花

诒按： 肝气平后，续用培补，是一定层次。惟既有寒热见证，似可参用桂枝建中之意以和之。

2. 痰之标在肺胃，痰之本在脾肾，肾虚则水泛，脾虚则湿聚，二者均酿痰之本也。经曰：脾恶湿，肾恶燥。脾肾两虚，法当滋燥兼行；而痰恋肺胃，又宜标本同治。

熟地　茅术_{芝麻炒}　陈皮　川贝　茯苓　半夏　紫菀

诒按： 案语斟酌病机，切实不泛，用药亦丝丝入筘。用黑地黄法，以两补脾肾，合二陈以和胃，菀、贝以利肺。药品无多，而层层都到，非有简炼工夫不能作此。

中风门

两手关脉，皆见一粒厥厥动摇之象，此土虚木胜，内风动跃之候也，左半肢体麻木不仁，头眩面麻，病属偏枯，虑延仆中。

首乌　当归　白芍　茯苓　陈皮　秦艽　菊花　天麻　石决明　钩钩　刺蒺藜　桑枝

再诊：动摇之脉大减，内风有暗熄之机，左手屈伸稍安，左足麻木未和，拟补肾生肝，为治本之计。

地黄饮子地、山、萸、斛、苁、桂、附、麦冬、姜、五味、菖蒲、远志、茯、巴戟、枣去桂、附。

诒按：未雨绸缪，故易于奏效。两方用药，亦能与病机宛转相赴。

痿痹门

1. 先天不足，骨髓空虚，常以后天滋补，栽培脾胃，脾胃得补，湿热壅滞，形体骤然充壮，而舌本牵强，两足痿软，不能行走，上盛下虚，病属痿躄。经云湿热不攘，大筋软短，小筋弛长，软短为拘，弛长为痿，是也。今拟法补先天之精气，强筋壮骨，以治其下，扶后天之脾胃，运化湿热，以治其中。然必耐心久服，确守弗懈，庶克获效，倘朝秦而暮楚，恐难许收功也。

熟地四钱，附子三分煎汁炒　茯苓三钱　牛膝一钱五分，盐水炒　桑枝一两　虎胫骨炙，三钱　川断二钱，酒炒　巴戟三钱，盐水炒　黄柏一钱，姜汁炒　苍术一钱五分　萆薢二钱，盐水炒　竹沥二十匙　姜汁一匙

另洗方

独活三钱　当归五钱　红花一钱　陈酒糟三两　猪后脚骨二只　葱白头三个

煎汤日洗一次。

诒按：此等证本难奏效，其立方仍从丹溪虎潜法加味，用药固未尝不切当也。

2. 伏热留于肺胃，胃热则消谷易饥，肺热则躄痿难行，热气熏于胸中，故内热不已。延今半载，节届春分，天气暴热，病加不寐，据述先前舌苔黄黑，今则舌心干红，其阴更伤，仿仲景意，用甘寒法。

生地三钱　知母一钱五分　茯神三钱　枣仁一钱五分　麦冬二钱　滑石三钱　夜合花五分　沙参三钱　百合一两

泉水煎服。

诒按：《金匮》百合病篇有以百合配知母、地黄、滑石等法，此方即用其意。

再诊：经云：肺热叶焦，则生痿躄。前方清心肺而退热，已能起床步履，但夜不安寐，是肾气不交于心，阴虚阳亢故也，清金丽水，取坎填离为治。

生地　天冬　麦冬　枣仁　山药　玄参　沙参　洋参　百合

另虎潜丸三钱。

诒按：经云：肺热叶焦，则生痿躄。又云：治痿必取阳明。经训昭然，守此二语，治法不外是矣。

三诊：阴虚未复，夜寐未安，热退不清，仍宜养阴。自云腹中微微撑痛，此属中虚。治当补益脾阴，兼清心肺之热。

生地　沙参　洋参　山药　麦冬　枣仁　薏米　茯神　甘草　白芍　赤苓
百合

另归脾丸。

内风门

1. 病起肝风，继增痰饮吐酸，所以口目筋掣，而胸膈不利也。近因暑热上蒸，咽喉碎痒，暂投凉剂，喉患虽减，而胸脘愈觉撑胀。夫肝风之动，由于阴血之虚；痰饮之生，又系胃阳之弱。病涉两歧，法难并用，今且宣化胃湿以祛痰，稍佐平肝降逆之品。

半夏　茯苓　陈皮　旋覆花　麦冬　杏仁　川贝　郁金　丹皮　黑山栀
竹茹　蔻仁

诒按：此等两碍之病，最难用药，须看其周到熨帖处。方中旋、郁、贝、杏，是兼参胸痹治法。

2. 先呕数日，呕止而发痉厥，日三五次，此乃肝逆犯胃，聚液成痰，内风煽动，阳气偏张，痰亦从之为患。拟清熄风阳，兼和其胃。

羚羊角　钩钩　半夏　陈皮　茯苓　石决明　山栀　菊花　玄参　竹茹

再诊：痉厥日数发，口噤不能言，而心中了了，病不在心而在肝。夫心为君主，肝为将军，当气逆火升风动之际，一如将在外，君命有所不受，君主虽明，安能遽禁其强暴哉！况胃为心之子，胃家之痰，与肝家之风火互结党援，相助为虐。今舌红碎痛，一派炎炎之势，渐迫心君。故欲化胃家之痰，必先清泄肝家之风火，而安镇灵台，使心君无震撼之虞，尤为要着。

羚羊角　鲜生地　犀角　茯神　山栀　玄参　石决明　天竺黄　钩钩　枣仁川连炒　竹沥姜汁冲　金箔

诒按：议论明快，立方熨帖，拟去犀角加川连，更为亲切。

咳喘门

阅病原，知由痰饮久留，脾、肺、肾三脏交伤，下则肾虚不能纳气，中则脾虚不能运气，上则肺伤不能降气，由是咳喘不得卧，肢肿腹膨，神气疲惫，虚亦甚矣。治上无益，当治中下。

熟地　怀牛膝　茯神　五味子　胡桃肉　沙苑　怀山药　蛤壳　紫石英补骨脂　麦冬

另黑锡丹，每朝盐花汤送下一钱。

诒按：病候已造极深之域，用药如此，亦背城借一之计。

虚损门

左寸关搏指，心肝之阳亢；右脉小紧，脾胃之虚寒，是以腹中常痛，而大便不实也。病延四月，身虽微热，是属虚阳外越，近增口舌碎痛，亦属虚火上炎，津液消灼，劳损何疑？今商治法，当以温中为主，稍佐清上，俾土厚则火敛，金旺则水生，古人有是论，幸勿为世俗拘也。

党参　於术　茯苓　甘草　炮姜　五味子　麦冬　灯心

诒按：此阴亏而虚火上炎之证也，方以理中合生脉法，温中清上，两面都到。所云土厚则火敛，金旺则水生，见理极精，非浅学所能学步。

呕哕门

1. 胃阳虚则水饮停，脾阳虚则谷不化。腹中辘辘，胸胁胀满，纳入辄呕酸水清涎，或嗳腐气。以温通法崇土利水。

炮姜　陈皮　苍术　半夏　茯苓　熟附　白术　党参　泽泻　枳实　蔻仁　谷芽

诒按：中阳不运，痰湿易停，故用治中合二陈法。

2. 胃中素有酒湿，适因斗殴恼怒，引动肝胆之火，与胃中之痰相搏，致心跳少寐，食入则呕，两手脉沉，是气郁也。用温胆加味。

半夏　石菖蒲　陈皮　甘草　枳实　枣仁　茯神　鸡距子　竹茹_{姜汁炒}

诒按：既有木火内扰，则川连、栀、丹本不可少也。

再诊：温胆汤加沙参、川连、丹皮、旋覆花、黑栀、雪羹煎。

坤土阳微湿胜，腹中不和，用平胃、理中合剂。

焦术　川朴　陈皮　炙草　党参　炮姜　茯苓　延胡

原注：方中横插延胡一味，想其中兼有瘀凝也。

诒按：立方老洁。

再诊：前投温中运湿，腹中呱呱有声，朝食则安，暮食则滞，卧则筋惕肉瞤，时吐酸水，中土阳微，下焦浊阴之气上逆，病成反胃。温中不效，法当益火之源，舍时从证，用茅术附子理中汤，合真武汤意以治之。

茅术　附子　炮姜　炙草　陈皮　茯苓　生姜

诒按：较前方深一层，是亦一定步骤。

3. 纳食辄呕清水涎沫米粒，病在胃也。曾经从高堕下，胁肋肩膊时痛，是兼有瘀伤，留于肺胃之络，故呕有臭气。拟化瘀和胃，降逆止呕为治。

旋覆花　归须　郁金　杏仁　半夏　丹皮　楂炭　茯苓　橘红　蔻仁

诒按：此属初起轻浅之剂，病深者尚宜加重。

伏气门

素有肝胃病，适挟湿温，七日汗解，八日复热，舌灰唇焦齿板，口渴欲得热饮，右脉洪大数疾，左亦弦数，脘中仍痛，经事适来。静思其故，假令肝胃病，木来乘土，气郁而痛，若不挟邪，断无如此大热，又大便坚硬而黑，是肠胃有实热，所谓燥屎也。考胃气痛门，无燥屎证，惟瘀血痛门有便血，而此证无发狂妄喜之状，又断乎非蓄血也。渴喜热饮，疑其有寒似矣，不知湿与热合，热处湿中，湿居热外，必饮热汤，而湿乃开，胸中乃快，与真寒假热不同。再合脉与唇观之，其属湿温挟积无疑。《伤寒大白》云：唇焦为食积。此言诸书不载，可云高出千古。

豆豉　郁金　延胡　山栀　香附　瓜蒌皮　连翘　赤苓　竹茹

外用葱头十四个，盐一杯，炒热熨痛处。

原注： 痛本湿温挟食，交候战汗而解，少顷复热，为一忌；汗出而脉躁疾者，又一忌；适值经来，恐热邪陷入血室，从此滋变，亦一忌。故用豆豉以解肌，黑栀以清里，一宣一泄，祛表里之客邪；延胡索通血中气滞、气中血滞，兼治上下诸痛；郁金苦泄以散肝郁，香附辛散以利诸气，二味合治妇人经脉之逆行，即可杜热入血室之大患。瓜蒌通府，赤苓利湿，加竹茹、连翘，一以开胃气之郁，一以治上焦之烦。外用葱、盐热熨，即古人摩按之法，相赞成功。

诒按： 此等证最易混淆，案语层层搜剥，可谓明辨以晰。惟既见挟积，方中似应加用枳实、山楂。此证汗解复热，凡伏气发温，逐层外出之证，往往有此，不必疑其别有他邪也。用药两疏表里，大致亦合。惟既见舌灰唇焦，则中焦有浊积无疑，疏里之药尚宜加重，倘苔灰而燥，即大黄亦可用也。

再诊： 服药后大便一次，色黑如栗者数枚，兼带溏粪，脘痛大减，舌霉唇焦俱稍退，原为美事，惟脉数大者，变为虚小无力，心中觉空，是邪减正虚之象，防神糊痉厥等变。今方九日，延过两候乃吉。

香豉　青蒿　沙参　赤芍　川贝　郁金　黑栀　竹茹　稻叶　金橘饼

诒按： 大解后热平，脉转弱小，倘内伏之热邪已净，或稍有余热，而不甚重，则从此各候俱平，只须清养而已。若停一二日，伏邪再炽，则脉随病变，或仍转数大亦未可知。若热势盛而脉虚小，是邪盛正虚之重候，仍当随见证治之，不得以九日两候等语为凭也。

暑病门

1. 伏暑为病，湿热居多，阴虚之体，邪不易达，此其常也。然就阴虚而论，大有轻重之分。须知此证，虚亦不甚，邪亦不多，即据耳鸣眩悸，苔浊胸痞，微寒微热，脉形弦数，立方未便着手大补，亦不可重剂攻邪，但得脉情无变，可保无虞。慎勿徒自惊惶，反增他变。

洋参　茯神_{辰砂拌}　甘菊　蔻仁　陈皮　青蒿　钩钩　刺蒺藜　半夏　秫米　豆卷　竹茹

诒按：不沾沾于补虚，不斤斤于泄邪，而所用药品，按之证情，无不丝丝入筘，所谓成如容易却艰辛，非学识两深者不易辨此。

2. 余邪余积，虽留恋而未清；元气元阴，已耗损而欲竭。暂停苦口之药，且投醒胃之方。化滞生津，忌夫重浊，变汤蒸露，法取轻清。效东垣而化裁，希弋获以图幸。

清暑益气汤加荷叶、稻叶。

蒸露，一日温饮四五小杯。

诒按：伏暑久淹，正虚邪恋，胃弱不胜重药者，此法当仿。

黄疸门

面黄无力，能食气急，脱力伤脾之证也。用张三丰**伐木丸**加味。

皂矾_{一两，泥土包固，置糠火中，煨一日夜，取出，候冷，矾色已红，去泥土净}　川朴_{五钱}　茅术_{一两，米泔浸切炒}　制半夏_{一两}　陈皮_{二两，盐水炒}　茯苓_{一两}　炙甘草_{五钱}

共研细末，用大枣肉煮烂为丸，每服二钱，开水送下，饮酒者，酒下。此方颇效。

诒按：此方以皂矾为君，合以平胃、二陈，明为消除垢积之剂。案云脱力伤脾，便与此方不合，当云脱力脾困、瘀湿不化乃合。然此方用之颇灵，其功效自不可掩。

脘腹痛门

素有肝胃气痛，兼有寒积，脘痛胀满，痛及于腰，刻不可忍，舌苔白腻，渴不欲饮，大便似利不利，脉象沉弦而紧。按证恐属藏结，颇为险候，非温不能通其阳，非下不能破其结，仿许学士温脾法。

干姜　附子　肉桂　川朴_{姜汁炒}　枳实　大黄

再诊： 脘腹胀满，上至心下，下连少腹，中横一纹，如亚腰葫芦之状，中宫痞塞，阴阳格绝，上下不通，势濒于危。勉进附子泻心法，通阳以泄浊阴，冀大便得通为幸，否则恐致喘汗厥脱，难以挽回。

附子　川连_{姜汁炒}　川朴_{姜汁炒}　大黄_{酒浸}

长流水煎。

再服**备急丸**干姜、大黄、巴豆霜七粒，砂仁汤下。

三诊： 两投温下，大便仍然不通，胸腹高突，汤水下咽辄呕，肢渐冷，脉渐细，鼻煽额汗，厥脱堪忧。按结胸藏结之分，在乎有寒热、无寒热为别。下之不通，胀满愈甚，乃太阴脾藏受戕，清阳失于转运，崔行功有枳实理中一法，取其转运中阳，通便在是，挽回厥脱亦在是。

人参　枳实　炮姜　川附　陈皮　冬术

诒按： 两投温通重剂，不得小效，枳实理中力量不及前方之大，恐未必能奏效也。阅《夜话录》中所载一证，与此相似，治之未效，后拟用温药下来复丹，未及试用，正可与此参观。

瘕癖门

1. 前年秋季患伏暑，淹缠百日而愈，病中即结癥，积居于左胁之下，入春以来，每至下午必微热，清晨必吐痰，食面必溏泄。此必当时热邪未尽，早进油腻面食，与痰气互相结聚于肝胃之络，当渐消之，否则或胀或鼓，均可虑也。

柴胡_{盐水炒}　青皮_{巴豆同炒黄，去豆，一两}　三棱_{醋炒，五钱}　雄黄_{一两}　大黄_{皂荚子三粒同炒黄，去子，一两}　莪术_{醋炒，五钱}

上药为末，曲糊丸，每服一钱，橘红汤下。

午后服六君子丸三钱。

诒按： 用药思路可取。

2. 脉右关滑动，舌苔黄白而腻，是痰积在中焦也。左关弦搏，肝木气旺，故左肋斜至脐下，有梗一条，按之觉硬，乃肝气入络所致，尺寸脉俱微缓。泄痢一载，气血两亏，补之无益，攻之不可。而病根终莫能拔，病根者何？痰积湿热肝气也，夫湿热痰积，须借元气以运之外出，洁古所谓养正积自除，脾胃健则湿热自化。原指久病而言，此病不为不久，攻消克伐，何敢妄施？兹择性味不猛，而能通能化者用之。

人参　茯苓　於术　青陈皮　炙草　泽泻　枳壳　神曲　茅术　当归_{土炒}白芍_{吴萸三分煎汁炒}　黄芪　防风根

诒按：拟加金铃、延胡、木瓜以疏肝，较为周到。

又丸方

制半夏_{三两分六分}一分，木香二钱煎汁拌炒；一分，白芥子二钱煎汁拌炒；一分，乌药三钱煎汁拌炒；一分，金铃子三钱煎汁拌炒；一分，猪苓二钱煎汁拌炒；一分，醋拌炒。

炒毕，去诸药，仅以半夏为末，入雄精_{三钱}，研末、麝香一分、独头蒜三个，打烂，用醋一茶杯打和为丸。每晨服一钱五分，开水送下。

诒按：丸药制法精巧，开后学许多悟境。

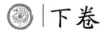下卷

肿胀门

1. 病起咳嗽，咳止而反气升，入暮尤甚，面跗庞然浮肿，腹虽未满，而按之不软。此属肾风，盖风邪乘虚而入于肾，肾气上逆，故入暮而气升为甚。用五苓通膀胱，导出肾中之邪，加细辛以彻少阴之寒风，晚上再进都气丸以安其肾，庶几久蕴之邪得解，而肾藏无伤。切弗轻视此病，须防腹满之虞。

五苓散加大腹皮、陈皮、细辛、肉桂。

另晚服都气丸，盐汤送下。

诒按： 肾风之名，出于《素问·风论》，其所列证状，与此不甚符合，但理可相通。如案所立治法，亦颇有精意。盖邪入于藏，必借所合之府为出路，以五苓加味，治其膀胱，以导出肾邪；随用都气，以培肾藏之本。邪正虚实之间，面面周到，率尔操觚者，固不能办此也。

2. 气郁于胸为膈，气滞于腹为鼓，饮食不纳，形肉顿瘦，阴气凝聚，阳气汩没，脉细如丝，将何疗治？姑与扶正培土，通阳化气为法。

党参　熟附　肉桂　泽泻　白术　茯苓　大腹皮

另来复丹一钱。

诒按： 病已造乎极重，此方药力之猛，足以制之，从此得效，尚可勉图。

遗精门

病由丧子，悲愤抑郁，肝火偏盛，小水淋浊，渐至遗精，一载有余，日无虚度。今年新正，加以左少腹睾丸气上攻胸，心神狂乱，酿血目青，皆肝火亢盛莫制也。经云：肾主闭藏，肝司疏泄。二藏皆有相火，而其系上属于心，心为君火，君不制相，相火妄动，虽不交合，精亦暗流而走泄矣。治法当制肝之亢，益肾之虚，宗越人东实西虚、泻南补北例。

川连　黑栀　延胡　赤苓　沙参　川楝子　鲜地　知母　黄柏　龟板
芡实

另当归龙荟丸一钱，开水送下。

诒按：遗泄有专属乎肝者，此等证是也，此方可引以为例。

再丸方

川连盐水炒，一两　苦参烘，二两　白术米泔浸晒，二两　牡蛎煅，三两

共研末，用雄猪肚一个，将药末纳入肚中，以线扎好，以水酒各半煮烂，
将酒药末共打，如嫌烂，加建莲粉拌干作丸，每朝服三钱。

诒按：此刘松石猪肚丸方也，加川连一味。

便血门

便血肠燥，脉大气虚，补气则清阳自升，清肠则便血自止。

黄芪炒黑　防风根　阿胶　地榆炭　当归炭　五味　荷蒂炭

另金银花炒黑，一两、柿饼灰一两、槐米炒，一两，猪胆汁泛丸，每朝服
一钱。

诒按：立方用药，颇有思路可取，丸方尤佳。

虫病门

喜食生米，积聚生虫，腹痛面黄，口流涎沫，虫之见证无疑，先拟健脾
化虫。

茅术米泔水浸　青皮　鹤虱　榧子炒，打　芜荑　槟榔　陈米炒黄

诒按：此治虫病初起最轻之方，痛时口流清水，是虫病的据。

外疡门

湿久蕴于下焦，气血凝滞而结疡，生于合纂之旁，滋蔓肛臀之际，初起数
日即溃，火甚毒甚可知，溃后烂孔极深。迄今四五十日，新肉虽生而嫩，肛臀
余肿仍僵，久卧床褥，脾胃之转输自钝，刻当痛楚，形容之色泽尤枯。调治方
法，自宜补益，高明见解，大略相同，愚意虚处固虚，而实处仍实，拟用煎丸

二方，各走一经，虚实兼顾。

六君子汤去半夏、茯苓，加黄芪、归身、白芍、谷芽。

又丸方

川连酒炒，一钱　胡连酒炒，一钱　苦参炒，一钱　黄柏一钱　当归三钱　乳香一钱　没药一钱　白芷一钱　犀黄二分　血珀四分　白矾三钱　刺猬皮炙，一钱　象牙屑三钱　海螵蛸三钱

共为末，用黄占烊化作丸。每朝服五分。

原注： 凡极苦之药，直入下焦，坚阴而化湿热，用猬皮、牙屑之专消漏管者，引入患处，更用黄占以涩之固之，俾上中不受苦寒之药气，俾入下焦，其性始达。

诒按： 丸方用意极精。

妇人门

1. 目之乌珠属肝，瞳神属肾，病因经行后，腰痛口十，乌珠起白翳，怕日羞明，瞳神散大，此肝肾之阴不足，而相火上炎也。补阴之药极是，再稍参清泄相火之品。

女贞子　旱莲草　生地　杞子黄柏三分煎汁炒　潼沙苑　谷精草　丹皮　玄参　桑椹子　黑芝麻

另磁朱丸。

再诊： 血虚则木旺，木旺则脾衰，脾衰则痰湿不化，肝旺则气火易升，是以腹中时痛，脐右有块，目中干涩，口常甜腻，舌苔白，而经水不调也。治法不宜制肝，制则耗其气，但当养阴以和肝，不可燥湿，燥则劫其阴，只宜和脾以运气。此仲景治肝补脾之要法也。

党参　当归　白芍　茯苓　冬术　半夏　陈皮　丹皮　香附　橘叶

三诊： 脉轻按虚微，是为元气之虚，重按细数，是属营阴之损，左尺细弱，肾水亏也。历诊病情，每遇经来，其热辄甚，舌上即布白苔，良以胃中湿浊，因里热熏蒸而上泛也，少腹有块攻痛，聚散无常，是名为瘕。瘕属无形之气，隶乎肝肾为多。揆其致病之由，因目疾过服苦寒，戕伐生生之气。胃受寒则阳气郁而生湿，肝受寒则阴气凝而结瘕，阳气郁于胸中故内热，阴气凝于下焦故腹痛，经事过则血去而阴虚，故其热甚，甚则蒸湿上泛，故舌苔浊厚也。刻下

将交夏令，火旺水衰，火旺则元气耗而不支，水衰则营阴涸而失守，惟恐增剧耳。图治之法，补脾胃以振元气，培肝肾以养营阴，是治其本也，稍佐辛温，宣通下焦阴气，是兼治其瘕痛之标也。

党参　黄芪　冬术　茯苓　炙草　归身酒炒　萸肉酒炒　首乌　木香　白芍　吴萸三分煎汁炒　马料豆　生熟谷芽

诒按：三案论病，则委曲周至，用药则细腻熨帖，看似平淡无奇，实则苦心斟酌以出之，诚以调理内伤久病与治外感时邪不同，病久正虚者，病机必多错杂碍手之处，用药必非一二剂所能奏效，故立方必须四面照顾，通盘打算，不求幸功，先求无弊，此等功夫非老手不能擅场。

2. 寒气客于下焦，瘀凝停于少腹，阻塞胞门，膀胱阳气失化，以致癃闭。产后八日，而小便不通，脉细肢寒，腹中觉冷，恐其气逆，上攻发厥。法以温通下焦，化瘀利水，冀其应手为妙。

当归八钱　川芎四钱　楂炭五钱　炮姜五分　桃仁三钱　车前五钱

益母草汤同陈酒各一碗，代水煎药。

另肉桂五分、血珀五分、甘遂三分共研末，药汁调服。

诒按：末药方甚佳，煎方中拟加泽兰、牛膝、吴萸，此证甚急，用药能丝丝入筘，迥异肤浮家数。

再诊：小水癃闭已通，瘀凝未下，少腹仍然板满，再以温通泄浊。

肉桂　延胡　红花　桃花　丹参　两头尖　归尾　楂炭　牛膝　炮姜　冬葵子　车前

小儿门

1. 幼稚伏邪挟积，阻滞肠胃，蒸痰化热，肺气窒痹，是以先泻而后咳，更继之以发热也。今者便泄已止，而气急痰嘶，肺气阻痹尤甚，法当先治其肺，盖恐肺胀，则生惊发搐，其变端莫测耳。

葶苈子三钱　莱菔子三钱　六一散三钱　枇杷叶三片

再诊：痰嘶气喘逆，平其大半。热势起伏，退而复作，时下多疟，须防转疟。

白萝卜汁一杯　鲜薄荷汁半杯

二味煎浓去上沫，加入冰糖三钱烊化，姜汁一滴冲服。

诒按：两方用药，俱清简可法，于小儿尤宜。

2. 音哑喘咳，痰声嗻咯，风痰袭肺，肺胀夹惊险候。

麻黄 杏仁 射干 桔梗 枳壳 菖蒲 前胡 白前 紫菀 桑白皮

另白萝卜汁冲服。

诒按：此证风痰壅闭，与喉科中马脾风相类，治之稍迟，即不可救，学者最宜留意。

评选《爱庐医案》

下《爱庐医案》若干条，胥江张大曦仲华所著也，仲华道光时人，以医术驰名江浙间。原刻上下两卷，共一百余案，咸丰时刻于苏州，未几毁于兵燹，遂少传本。甲午夏，诒于友人案头得见钞本，假归读之，见其论病选药，思路深细，用法精到，颇能独开生面，发前人所未发，惟刻意争奇，不肯稍涉平境，因以议论有过于艰深者，立方有流于纤巧者，窃念方药之道，动关性命，非如词章曲艺，可以随人好恶，各自成家，是必博稽精采，慎所从违，庶几可法可师，不致贻误来学，因就所钞本精选而加评焉。共得二十四条，令门人录而存之，后之学者，苟由此而触类旁通，随机应变，不至如赵括之读书也斯可矣。

光绪己亥七月柳宝诒识

柳选四家医案

内伤杂病门

病经匝月，表热解后，杳不思纳，脉静舌净，神倦言懒，既无外感留恋，又非老景颓唐，睛光流动，面色开旷。问所服之药，苦寒沉降者多矣，谅系胃气为药所困，非病也，亦非衰也，且进和中醒中，以悦脾胃，令其纳谷乃昌。

人参须五分　炒麦冬一钱　炒橘白五分　北沙参三钱　甘草三分　霍石斛三钱　生谷芽一两，煎汤代水　野蔷薇露一两，冲服

服药后，令煮糜粥，以备半夜病人思纳，切嘱不可多与。

诒按：此方清润有余，尚欠流动，如胃气呆钝，稍加香、砂；胃有寒涎，稍增姜、夏；欲专和胃，加扁豆、莲子；欲兼和肝，加木瓜、乌梅，均可于此方随宜增入也。

再诊：胃气乍醒，脉形软弱，久饥之后，藏府之气尚微，纳谷以匀为稳，至于用药，尚利轻灵，须俟胃气日隆，方可峻补。盖凡投补剂，必借胃气敷布故也。经云百病以胃气为本，又云安谷则昌，其斯之谓欤。

人参须一钱　益智仁四分　炙甘草三钱　石斛三钱　茯神三钱　南枣两枚　北沙参三钱　炒麦冬一钱五分　橘白七分　香谷芽一两

诒按：名言至理，凡进补剂者，须识此意。

失血门

鼻衄盛发成流不止者已三日，面赤，足冷至膝，脉数，寸关尤甚。血去过多，心荡神驰，阴亏内热之体，厥阳化火上逆，扰动脉络，血行清道，从高灌注而下，非若吐红之易定。血有几何，岂堪如此长流？拟仿志火升腾治例，用凉血滋降法。

犀角七分　炒女贞子一钱五分　黄连五分　熟地六钱　青铅一枚　炙龟板一两　旱莲草一钱　煨磁石五钱　阿胶一钱五分，蛤粉拌炒　咸水炒牛膝一钱五分

诒按：此证甚险，用药尚称得力。方中当加童便冲入。

再诊：鼻衄虽止，而面色唇口㿠白，虚阳虽降，而额汗、心悸、畏明，脉虚而数，舌光而颤，气乏血涵，血无气护，阴阳有离脱之象，气血有涣散之险。急进双补法，庶几有所依附，再佐咸降酸收以摄之。

人参一钱　天冬一钱五分　炒枣仁三钱　秋石二分，烊入　熟地一两　枸杞炭三钱　白芍一钱五分　阿胶一钱五分　茯神三钱　大枣二枚

消证门

乍纳又饥，消烁迅速，如火之燎于原，遇物即为灰烬。病此半月，肌肉尽削，询系失意事多，焦劳苦思，内火日炽，胃液日干，藏阳既损，而充斥之威，愈难扑灭耳。姑拟玉女煎加味。

大生地一两　麦冬三钱　玄参一钱五分　阿胶一钱五分　知母二钱　石膏一两　炒白芍一钱五分　女贞子一钱五分　旱莲草一钱　甘草一钱

再诊：两进甘凉救液，大势仅减二三，渴饮反甚，溲浑而浊，上中之消，又转到肾消矣。三焦兼涉，津液必至告竭，证情极险，再拟从治之法，宗河间甘露法，必得十减七八乃幸。

熟地六钱　石膏七钱　肉桂五分　生地八钱　麦冬三钱　炙草五分　白芍一钱五分　人参一钱　咸水炒黄柏一钱五分

三诊：从治之法，始也依然，药三进而纳日退矣，小水浑浊转清，舌苔光红亦淡，拟宗前方小其制，仍与上中下三焦并治。

熟地八钱　乌梅三钱　炙草五分　川连五分　川椒廿粒　生地四钱　肉桂三分　人参一钱　麦冬二钱

四诊：连进固本从治之法，并参苦辛酸安胃，允推应手。今胃纳安常，诸恙皆平，而津液受伤已极。善后之法，自当立中育阴，以冀其复。

人参一钱　熟地五钱　天冬一钱五分　洋参一钱五分　北沙参三钱　知母一钱五分　麦冬一钱五分　石斛四钱　炙草三分

诒按：第一方力量之大，二方立方之巧，三四方用意之周匝，随机而应，步伐井然，具此见解，庶可谈医，然已难其人矣。

疫邪门

壮热神糊，陡然而发，脉数大而混糊无序，舌垢腻而层叠厚布，矢气频转，小溲自遗，脘腹痞硬，气粗痰鸣，既非寻常六气所感，亦非真中类中之证。观其漐漐自汗，汗热而不黏指，转侧自如，四体无强直之态，舌能伸缩，断非中

风。设使外感，何至一发便剧，而安能自汗。倘守伤寒先表后里、下不嫌迟之例，是坐待其毙矣。亦曾读吴又可先里后表、急下存阴之论否？盖是证也，一见蓝癍，则胃已烂，而包络已陷，迅速异常，盍早议下，尚可侥幸，诸同学以为然否？

厚朴一钱　大黄八钱　黄芩一钱　枳实一钱　槟榔一钱　草果四分　知母一钱五分　陈皮一钱

诒按：论证明确，方亦老当，绝无帮贴肤凑之弊。

再诊：神志得清，表热自汗，腹犹拒按，矢气尚频，便下黏腻。极秽者未畅，小水点滴如油，脉数略有次序，舌苔层布垢浊，胃中秽浊蒸蕴之势，尚形燔灼，必须再下，俟里滞渐楚，然后退就于表。吴又可治疫之论，阐发前人所未备，甚至有三四下而后退走表分者，若作寻常发热论治，岂不谬乎！

大黄五钱　枳实一钱五分　银花二钱　知母一钱五分　细川连五分　丹皮一钱五分　滑石三钱　玄明粉一钱五分　厚朴一钱

诒按：此等证，有下至三四次而后清者，必须有胆有识，方能奏功，后二方亦层次井井，的是老手。

三诊：大府畅通，悉是如酱如饴、极秽之物，腹已软而神已爽，表热壮而汗反艰，舌苔半化，脉数较缓，渴喜热饮，小水稍多，此际府中之蒸变乍平，病已退出表分，当从表分疏通，先里后表之论，信不诬也。

柴胡五分　枳实一钱　通草一钱　紫厚朴七分　法半夏一钱五分　连翘一钱五分　橘皮一钱　赤苓三钱　大腹皮一钱五分　藿香一钱

四诊：表热随汗就和，舌苔又化一层，脉转细矣，神亦倦矣。病去正虚之际，当主以和养中气，佐轻泄以涤余热，守糜粥以俟胃醒，慎勿以虚而早投补剂，补之则反覆立至也。

桑叶一钱五分　石斛三钱　扁豆三钱　神曲一钱五分　丹皮一钱五分　豆卷三钱　甘草三分　橘白一钱　薏仁三钱　半夏曲一钱五分

腹痛门

脾肾之阳素亏，醉饱之日偏多，腹痛拒按，自汗如雨，大便三日未行，舌垢腻，脉沉实。湿痰食滞团结于内，非下不通；而涉及阳虚之体，又非温不动。许学士温下之法，原仲圣大实痛之例化出，今当宗之。

制附子五分　肉桂四分　干姜五分　生大黄四钱　枳实一钱五分　厚朴一钱

诒按： 论病立方，如良工制器，极朴属微至之妙。

再诊： 大府畅行，痛止汗收，神思倦而脉转虚细，拟养胃和中。

北沙参三钱　甘草三分　橘白一钱　白扁豆三钱　石斛三钱　白芍一钱

肿胀门

旬日内，遍体俱肿，肤色鲜明，始也原有身热，不慎风而即止，亦无汗泄，诊脉浮紧，气喘促，小便闭，舌白，不思饮。证系水湿之邪，借风气鼓行经隧，是以最捷，倘喘甚气塞，亦属至危之道，治当以开鬼门、洁净府为要著。

麻黄三钱　赤苓三钱　苏子二钱　桂木五分　薏仁三钱　紫菀七分　椒目五分
浮萍一钱五分　大腹皮一钱五分

外用麻黄、紫苏、羌活、浮萍、生姜、防风各五钱，闭户煎汤，遍体揩熨，不可冒风。

诒按： 病名风水，立方清灵流动，颇得轻可去实之旨。

大便门

大小便易位而出，证名交肠，当得之大怒大饱之后，气火错乱，升降失常，以致清浊混淆，水浑不按常道而行，久则难治。

明矾七分，敲如绿豆大，用腐衣五层包扎，淡咸汤送下
日三服，三日九服，可愈。

诒按： 立方简当。

外疡门

恼怒悒郁，内火自生，火能燥痰，则气结痰凝，火性上炎，则痰随之上窜，结核成串于左项，安保右项之不发？壮年朴实之体，而得斯疾，谅亦偏于性情之固执也。倘能暂抛诵读，专心舒闷畅怀为事，则病痰之消，犹可计日而待，盖不若自戕本元者之水亏火旺，而燥痰成串也。设听其在络内四窜，久延必至于溃，则终身之累矣，后悔莫及。聊赠数言，然乎？否乎？

旋覆花一钱五分　橘络一钱　白芥子七分　杏仁三钱　苏子一钱　海藻一钱五分昆布一钱五分　丹皮一钱五分　竹茹一钱五分　香附一钱五分

再诊：通络化痰、理气开郁之方，已投七服，左项痰核软而可推，余络未窜，脉仍弦数，大便五日不行，内火犹炽，再议化痰通络之法。

海藻一钱五分　鳖甲五钱　黑栀二钱　昆布一钱五分　丹皮一钱五分　旋覆花一钱五分　蒌皮一钱五分　炙甲片七分　白芥子七分　竹沥一两

三诊：前方五服，痰核已消三粒，所剩四粒，亦软而小，其势不至四窜矣，脉弦小软，大便已畅。再拟消痰，以冀速除。然方药虽效，亦半借怡养工夫耳。

橘核一钱　川楝子一钱　炙山甲七分　土贝母三钱　昆布一钱　丹皮一钱五分旋覆花一钱　海浮石三钱　黑栀一钱五分　竹沥一两

诒按：此案三方，药力不甚结实，而用意颇玲珑，在应酬方中，可云完善。

妇人门

痛经数年，不得孕育，经水三日前必腹痛，腹中有块凝滞，状似癥瘕伏梁之类，纳减运迟，形瘦神羸。调经诸法，医者岂曰无之，数载之中，服药无间，何以漠然不应？询知闺阁之时无是病，既嫁之后有是疾，痛之来源良有以也。是证考古却无，曾见于《济阴纲目》中，姑勿道其名目，宗其意而立方，不必于平时服，俟其痛而进之，经至即止，下期再服。

荆三棱一钱　莪术一钱　延胡一钱五分　香附一钱五分　制军一钱　归身一钱五分　丹皮一钱五分　川芎四分　桃仁二钱　枳实七分

再诊：前方于第二期，经前三剂，经来紫黑，下有似胎非胎一块，弥月不复痛，而经至矣。盖是证亦系凝结于胞中者，今既下矣，复何虑乎？

白芍一钱五分　石斛三钱　川芎五分　醋炒柴胡三分　橘白一钱　白术一钱五分归身一钱五分　丹皮一钱五分　谷芽一两